長寿社会を生き抜く智恵

健康の真髄

すべては
「身・心・霊・魂」を磨くことにある

台北駐日経済文化代表処
駐日代表　謝 長廷

南越谷健身会クリニック院長
医学博士　周東 寛

コスモ21

カバーデザイン◆中村　聡
本文イラスト◆宮下やすこ　和田慧子

はじめに

台湾第一の都市、台北で生まれ育った私ですが、日本は第二の故郷といえるでしょう。

台湾で政治の世界に身を置いて約半世紀、これまでに成し遂げられたこともあり、まだまだ志し半ばなこともあります。そのなかで日本に駐日代表として赴任できたことは、私の人生でも大きなトピックのひとつです。

まだ何者でもなく、夢と希望に満ちて無我夢中で過ごした青春時代の思い出深い地が日本です。学び、遊び、アルバイトにも明け暮れ、仲間と語らった日々は、とても充実したものでした。

時を経て、駐日代表として２０１６年に来日し、たくさんの新たな出会いを得ました。そのなかのひとつが周東寛先生との出会いです。日本と台湾を医療でつなぐ周東先生の多岐にわたる活躍はこれまでも多くのご著書で紹介されていますが、常に前進し続ける先生の活躍が、本書からもまた伝わるはずです。

私にとっては健康や霊の話、そして台日友好や、台湾の未来など、仕事を離れてなんでもざっくばらんに語らえる友を得られたことは大きな喜びです。

漢方医の家系で育った私にとって、健康—体だけでなく身心が調和した状態を実現すること、身心を磨き高めること—は、常に人生の大きなテーマです。若い頃から一貫して、身心の調和について考えてきました。修行生活に憧れたことがあるほどです。

このたび、本書の出版を通じて、これまで私が考え続けてきたテーマについて周東先生と深く語らい、見直す機会をいただきました（1章）。また、ひとりの私人として自由に考えを述べる機会を得られたことは望外の喜びです（2章は私が執筆し、3章は周東先生が執筆しています）。

周東先生をはじめ、私を支え続けてくれている周囲の人々に心から感謝いたします。

２０１８年３月

台北駐日経済文化代表処駐日代表（大使）　謝長廷

健康の真髄……もくじ

1章

長寿社会を生き抜く健康の真髄
本当の話をしよう！【対談】

2章

政治の根本にある漢方の世界観

3章

体全体のバランスを整える医療を目指す

1章

長寿社会を生き抜く健康の真髄　本当の話をしよう！【対談】

●身心の調和なくして健康なし

周東 寛（以下、周東）　謝大使と健康について語り合う機会をいただき、念願が叶いました。健康寿命を延ばすには「ヘルス・リテラシー」の向上がますます必要になってきています。大使は政治の世界に身を置きながら、健康についてこれほどまでに造詣が深いのは、お父様が漢方医でいらしたからでしょうか。

謝 長廷（以下、謝）　そうですね。私は正式に漢方の勉強をしたわけではありませんが、父の影響もあり、幼い頃から漢方の観念に影響を受けてきたように思います。人間と自然の関係や、人間の総合的な健康、人間の構造、体の変化と自然の変化などは、すべて関連しているという考え方です。

周東　自然免疫力とホメオスタシス（体の秩序を安定した状態に保つ働き）を養

うこと、向上させることが大事だということですね。

謝 長い歴史をもつ漢方と、現代医学、西洋医学とも呼ばれますが…そのふたつの間には大きな違いがあります。漢方の考えによれば、たとえば胃が悪いといっても、胃のことだけを考えるのではありません。胃の不調には原因があり、それは体全体のこととしてとらえなければならないという考え方です。

周東 悪い部分だけを治療するのではなく、体全体を整えることが必要ですね。

謝 人間の肉体は約60兆個の細胞から構成されています。先生は健康の専門家でいらっしゃるので、私からいうまでもないのですが、それらは互いに関連しあって私たちの体をつくっています。どれかだけを取り上げて体のことや健康について語るのでは、根本的、本質的なことはわからないと思います。

周東　胃の例でいえば、胃の調子を回復させるためには他の臓器も正常な状態でなければならない。内臓全体である五臓六腑を整えることが必要です。

謝　そうして細胞同士が互いに関係していることに加え、身、心、霊のバランスも大事です。つまり健康であるということは、肉体だけでなく環境、ストレスなども含めた全体のバランスが整っている状態といえるでしょう。

周東　おっしゃる通りです。私たちの体は自律神経とホルモンで細胞をコントロールして免疫力を高めていますが、運動と食事、自然環境の影響からも逃れられません。細胞が健全に機能するためには、関わるものすべてとのよい関係が不可欠です。私は健康と細胞の関係をもう一度見直すべきだと考えています。

謝　人間の体はたいへん精密な構造になっています。それなのに、そのことを誰でも理解できるようにした生体の解説書がないですね。

たとえば、私たちがコンピューターを買えば、解説書があり、そこには使い方や、トラブルが起きた場合どのように対処すべきかが書いてあります。ところが、もっと精密な人間の体についての解説書はない。ですから、経験から自分の体の状態を把握することや、お医者様などの専門家に学んでいくことが必要なのですね。

周東　人間の体は、どこをどうすればこうなると一概に言えるものではありません。個人差はもちろん、その人の生活環境などで同じ症状でも対処法が変わってきます。

謝　そこが難しいところですね。最終的には自分の健康は自分で守る気持ちが大切なのだと思いますが、一般的にいえることのなかでも参考になることはたくさんあります。たとえばストレスはよくないとか、先生がおっしゃるようにカラオケで歌うことが身心の健康によいとか。

心の健康という意味では、ポジティブな考え方をすること、楽観することがよいのでしょう。60兆個の細胞ひとつひとつに、精神的なもの、すなわちその人の心がかかわっているのではないかと思うのです。

周東　そうですね。心を安定させることはとても重要です。そのためには精神的なパワーが不可欠です。よく「折れない心」などと表現されますが、しなやかで強い心は健康を支えるもとになります。心の安静を保つことで、体の細胞も落ち着いてきますから。これは自律神経を整えることになります。

謝　多忙な生活、ストレスの多い生活の中でも精神を落ち着かせているためには訓練も必要でしょう。

周東　自分の心の中のことですから、自分で意識して平安であるようにするしかない。これを自律訓練と言いますね。もちろん落ち着ける環境に身を置くことも

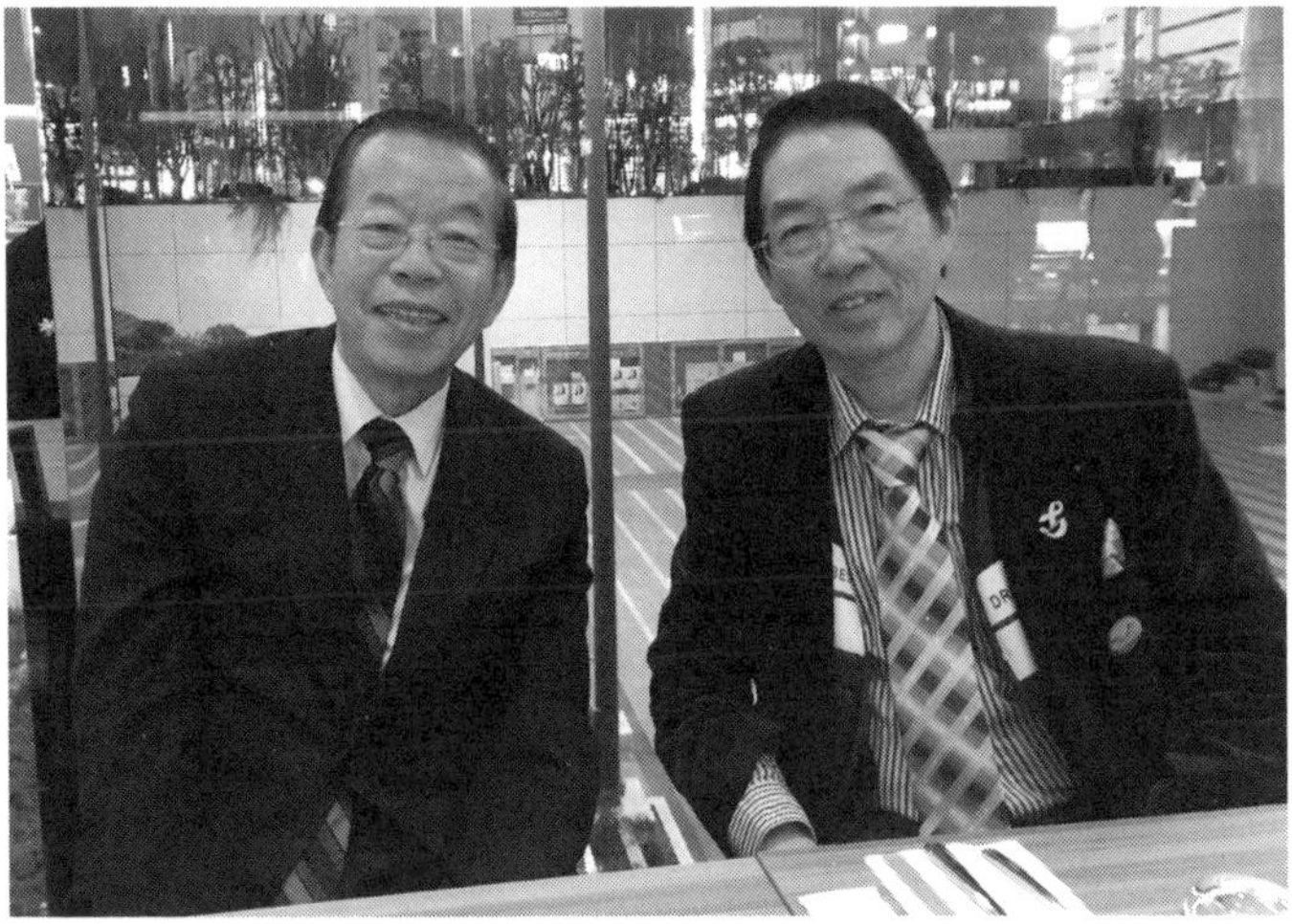

写真左は謝氏、右は周東氏

大事ですが、自分で環境のすべてを選べるわけではありません。

大使の毎日は、まさに多忙でストレスフルですね。国民のために働き、政治の世界でさまざまなことを議論し決定する。忙しいとイライラする人が多い。それはある程度自然なことですが、忙しくても常に笑顔で過ごし、落ち着いて物事に当たれる人がいます。大使はまさにそのような方ですね。

謝　そうであるといいのですが（笑）。ただ私は、仏教や道教の教えを参考にしています。日本には「清忙は養を成す」

という言葉があります。心がすがすがしく騒がないほどの忙しさは養生になるという意味です。

忙しいとき困難なときでも、いつでも心の中は穏やか。私は、そうあることができるようにと意識しています。

●漢方と西洋医学の垣根を越える

周東　大使は漢方に関して確固たる考えをおもちですが、西洋医学に対してはいかがですか?

謝　西洋医学は科学です。たとえば、病気があるとき、血液や尿などの必要な検査は科学によって行なうべきです。

一方、漢方は経験に基づいて脈を測ったり、舌を診たりします。治療については体全体を考え、経験値で調子を整えていく漢方が有効だと思います。

西洋医学は悪い部位を改善しようとします。それが悪いとはいいませんが、根本的な治療は漢方の理論が優れているのではないでしょうか。

たとえば、血圧が高いとします。西洋医学は薬で数字を下げようとします。そもそもなぜ治療が必要なほど血圧が高くなったのでしょうか。腎の障害とか、睡眠不足とか過剰なストレスなどといった、根本的な原因を考えるのが漢方の理論です。

オーケストラと同じですね。たくさんの楽器がバランスよく自分のパートを演奏していれば美しい音楽が奏でられます。しかし、どこかが間違えたり、片寄ったりすると、聞いていて心地よくないものになってしまいます。ひとつひとつの楽器も重要ですが、それぞれが正しく演奏されているだけでは、真によい演奏とはいえません。全体の調和がとれていることがもっとも大事なのです。

周東　その通りです。全体の波長が合っていないといけません。60兆個の細胞のひとつひとつが楽器であり、オーケストラで演奏しているイメージです。あるいは、肝臓と膵臓と腎臓、肺臓、心臓などの各部位が、オーケストラの楽器のように互いに調和しているといいです。すべてのパートが調和することでよいハーモニーが流れ出すように、体も全体が調和している状態が真に健康であるといえるでしょう。

ただし、漢方は早く効くものもいくつかありますが、ほとんどの漢方薬は効果が現われるまでに時間がかかります。そこが難点かもしれません。現代の患者さんは目に見えやすい、早い効果を求めがちですから、治療に時間をかけられないケースもあります。

謝　先生は西洋医学や東洋医学、漢方といった垣根を越えて、人々の健康のことを考えていらっしゃいますね。

周東　大使もおっしゃった通り、東洋医学は五臓六腑の調和を考えますが、西洋医学は科学的な理論に基づいています。

私の本の中でも述べていますし、大使のお話にもありましたが、ストレスとか環境問題、睡眠不足、運動不足といった生活上のことと健康との関わりは、西洋医学でも指摘されるようになってきています。

病気を河川の中流や下流で起こる現象としますと、そうした生活上のことは上流のことです。上流をきれいにしないと、下流の汚染を減らせないように、生活上のことを改善しないと健康上の問題も改善されていきません。

謝　そうですね。河川の上流をいい状態にすることが大事ですね。

周東　その人の生活環境も含めて考えることを前提に、西洋医学と東洋医学が連携していくことが必要だと思います。実際に、日本でも世界でも生活習慣病を考えるようになってきています。

私が取り組むのは、東洋医学と西洋医学の狭間の医療なのかもしれません。何医学といったらいいかわかりませんが、自分では「発症予防医学」と呼んでいます。環境や自然との関係が健康に非常に影響していることを考慮し、そのうえで健康維持や治療に当たっています。

謝　そのようなお医者様が増えていってほしいですね。

周東　西洋医学にとっても東洋医学にとっても、その間にある課題に取り組むことが必要だと思います。そのひとつが、化学物質の健康への影響です。私は「生活環境病」と呼んでいますが、これに取り組むことがこれからますます重要であると、本などを通して提言してきています。

●ポジティブな考えは長生きの基本

謝　これからも科学はどんどん進歩していきます。なかでも、意識の問題はますます解明が進んでいくはずです。

これは仏教の観念ですが、細胞には心が作用していると思います。たとえば「もう死にたい」と思ったら、細胞は悪い影響を受けます。「死にたい」「見込みがない」「もう終わりだ」などと思ったら、細胞が自己暗示にでもかかったようにその声を聞いて反応するのです。それによって、ますます健康を害してしまうことだってあります。

反対に、「自分には十分チャンスがある」「まだ未完成の任務がある、絶対完遂しよう」といった前向きな気持ちでいれば、細胞はそれに反応してイキイキしてきます。

先生のようにカラオケ、書道、油絵など多彩な趣味があり、しかもそのどれもが本格的で才能にあふれていれば、毎日が楽しみでしょう。うらやましいですね。

周東　それほど上手ではありませんが、歌も絵も書も、ただ大好きなだけです。それでも、患者さんをはじめ、みなさんが喜んでくれますので、趣味の効能は確かにあると感じます。また、カラオケには健康の効果があるという研究も進んでいます。本を書いたり、曲を自作したりしているのは、多くの人にその効果を知っていただきたいからです。

謝　よく知られている20の健康法（長生きに役立つ方法）があります（1章の最後にあるコラム参照）。その中にも、歌ったり踊ったりすることが挙がっています。

周東　私は患者さんによく、「60兆個の細胞のそれぞれを、一人ひとりの人間だと思ってください」と言っています。その人間たちを制御している政府が脳です。政府がイキイキと明るく活性化していれば、国も国民もポジティブでいられます。政府がだらしなければ、国も国民も秩序を失い、だらしなくなります。

脳と体や細胞の関係も同じだと思います。たとえば、脳が食欲をコントロールできず食べすぎると膵臓の細胞がだらしなくなり、インシュリンを過剰に分泌して障害が起こってきます。

謝　脳が考えることは、直接的、間接的に体全体の機能に関わってきますね。たとえば、脳が食べたいとか食べないと考えることは体に障害を起こす直接的な関わりです。それに対し「死にたい」とか「生きたくない」などというネガティブな思考が体の不調を引き起こすのは間接的な関わりでしょう。

思考の作用には、食べすぎてお腹をこわすといった即効性はありませんが、一定の時間が経つと変な病気や不調が出てきます。経験としてはわかる人は多いはずです。

細胞が後ろ向きな心の声を聞くと、正常に働く気力をなくし、あきらめてしまうのではないでしょうか。

周東　そうです。マイナス思考だと体の自律神経が不安定になり、悪玉ホルモンが増加します。そのために細胞にストレスがかかってきます。

これは私の患者さんに実際に起きたことです。その患者さんは、ガンの専門機関で余命宣告を受けました。「もう治らないから通院する必要はありません。あと3カ月の命でしょう」と言われ、大変なショックを受けたのです。その後、紹介されて私の医院に来院しました。

「お医者さんは神様ではないから、ともかく人の寿命の長さを言うべきではないと思います。あと、これくらいと言われたら、誰だって気持ちが落ち込みます。免疫力は低下してしまいます。あなたは絶対に大丈夫。一緒に頑張りましょう」と話しかけると、生きる光が見えてきたようで、その日から少しずつよくなっていき、やがてすっかり元気になってしまったんです。

ガンは、悩んで落ち込む人がいちばん好きなのです。落ち込むことで呼吸が浅く弱くなり、体に取り込む酸素が減ります。食欲も落ちて栄養状態も低下します。体力が落ちて免疫力が低下しますから、ガン細胞はやりたい放題でどんどん活発化します。

しかし、患者さんの心に生きる希望が湧いて気持ちが高まると、免疫力が高まるのでガン細胞はおとなしくなります。

もちろん、いくら私が「大丈夫」と言っても患者さんが本気で信じ、本人がポジティブな気持ちにならなければ効果はありません。それでも私には多くの良い実例がありますから、それをもとに患者さんにお話しします。

私の医院で働いて間もない看護師さんの中には、ガンの専門機関で治らないと言われた患者さんを、町医者である私に治せるはずがないと言う人もいます。でも、そうではありません。

人間は心で生きているのです。体細胞にも心があります。励まされて希望が湧くと、自然治癒力、免疫力が高まります。体の不調も、ガンでさえ寛解（病気の進行が止まったり、一時的に回復したりする状態）したり、消えることがあります。

　私の医院に勤めるスタッフはそういうケースを目の当たりにするので、みんな当たり前のように信じ、患者さんにも本心から伝えられる。すると患者さんも安心し、前向きになることができます。

謝　これは、いわゆるプラセボ効果ですよね。プラセボ効果（偽薬効果ともいい、有効成分を含まない粉末や錠剤を薬と信じて飲むことで、実際の薬を飲んだような効果が出ること）は科学的にも証明されています。

周東　仁丹でも本人が薬と思って飲めば効果があります。また、波動や気功のパワーといったものもそれに近いのかもしれません。たとえば、有名な先生と聞いて気功を受けに行ったらすっかりよくなる。信じることでより効果が表われるのでしょう。

謝　そのようなことについても、だんだん科学的な研究が始まっていますね。実験で証明できないものは科学とはいえませんが、すでに病気になってしまっている人にとっては、科学の証明を待てない面もあります。

周東　数字や実験結果で論じられないものは科学ではなかった時代から、意識や技術が進むことで証明できる謎も増えてきました。確かになにかあるけれど、科学的には証明できない。あやしいと言われていたこと、経験値でしかないと思われていたことが解明されつつあります。

たとえば、信じること、安心が得られることで免疫力が高まることは証明されてきています。私は「幸福ホルモン」が活性化するからだと考えています。

●生命の謎への興味は尽きない

謝　最終的には、生命とはなにかという謎にたどりつきます。生命は磁場の中のコミュニケーションで変化するわけです。物質（元素）レベルでは、生きている人と死んだ人は同じです。

原子レベルまで見ていくと、生きている人の筋肉と死んだ人の筋肉は変わらないという。リンもあればカルシウムもある。では、死ぬとなにが違ってくるのでしょうか。その問いは、いつも私の中にあります。

周東　大使は台湾で検事と弁護士の司法試験に合格し（台湾では検事と弁護士、それぞれの試験がある）、京都大学でも法と政治を学ばれました。その後、政治の世界を歩まれている。専門的には健康や生命といったこととは違う世界で生きてこられました。

それでも生命とは何かとか、健康とはどういうことかについて考察されながら、人間の生き方について考えを深めていらっしゃいます。ずっとそのようなことに関心をもたれてきたのですか？

謝　私は大学生の頃から永遠の生命について考え続けています。ヨガや瞑想に親しみ、仏教や道教、インドのＴＭ（超越瞑想）等にも関心をもってきました。仏教の理論では、肉体よりも永遠の生命について悟ることがいちばん大事です。一方、道教は肉体での長生きを重視します。それぞれの考え方があり、なにが正しいかはわかりません。それぞれが正しいと考えていることを実践しているのですから、なにかひとつが真実なのではなく、それぞれの中に真実があるのかもしれません。

私自身は体も重要ではないかと考えています。たとえば仏教的な考えで悟りを得たいと思っても、強い体がないと悟るまでもたないのではないか。だから道教の長生不老という考え方に共感します。

周東　大使はさまざまな健康法を実践し、ご自身の体調に配慮されていますね。多忙な日々、重責を担う役目の中、使命を成し遂げるためにも、それは大切なことです。

謝　政界に入ってからは忙しくなり、目まぐるしい日々の中で毎日大きなストレスを感じていました。それが原因で体が弱ったこともあります。実は、2008年の総統選挙のときは体を壊しました。そういった経験を踏まえ、選挙が終わってからは体の調整に気を配っています。

それは仕事と同じように、いえ、仕事の一環としても重要なことだと考えています。ですから健康について役立つことの多い周東先生の本も拝読しています。

周東　ありがとうございます（笑）。大使とこうして親しくお話をさせていただけるようになったのも、私の本がきっかけでしたね。確か、埼玉県の華僑の集まりで初めてお会いしたかと思いますが、すでに私の本をご存知で声を掛けていただきました。そのこと自体に感激するとともに、お話をすればするほど、大使が健康や生命に対して広い知識と深いお考えをおもちであることに驚き、感銘を受けました。

●毒素を排出し、体の中に溜めない

謝　医者の不養生という言葉がありますね。お医者様は日々、病気の治療をしていますが、その生活は大変忙しい。仕事として患者さんの治療に励みますが、ご自分の食生活や睡眠は乱れていたりすると聞きます。けれど周東先生は、日常生活も大切にし、健康法を実践しておられます。そしてそれを本に書いて広く紹介しています。

周東　多くの患者さんを治すのがいい医師だとしたら、仕事をたくさんしなければばなりません。私はもちろん、ひとりでも多くの患者さんに健康を取り戻していただきたい。けれど、そのために自分の健康を疎かにするのは違うと思っています。

体の調子が悪い医師が患者さんに信頼されるでしょうか。安心して自分の体を任せていただけるでしょうか。仕事に集中し成果を出すためには身心の健康が不可欠です。患者さんを治すためには、私自身が健康でなければなりません。

謝　まさにその通りだと思います。台湾の平和と発展、国民の平穏と幸せ、そして台日友好をすすめるという私の使命は、健康なくしてまっとうできるはずがありません。年齢を重ねれば、加齢に負けないという課題も増えます。だからこそ、健康や生命への興味は増すばかりです。

先生は日常的な体調管理法として、患者さんにどのようなことをすすめていますか？

周東　体調には個人差もあり、健康法については日々新たな説が展開されているような状態ですが、それでも普遍的にお伝えしていることがあります。たとえば、私はいつも、患者さんがどのようなものを食べているかを確認するようにしています。それを統計的に調べて、体によくないものは止めましょうとすすめています。

特に問題だと考えているのは、農薬を多用して栽培する農作物や、化学物質、防腐剤などを含んだ食べものです。

謝　本当ですね。現代の食べものについては、遺伝子組み換えなどさまざまな問題があります。なかでも特に農薬や化学物質、防腐剤などの中には、毒性の強いものが含まれていると思います。本来は栄養を摂取して健康を守るための食べものを通して、毒が体に入ってしまう。また、口から入るだけではなく、皮膚から入る毒もあります。

口から入る毒は肝臓である程度解毒されますが、皮膚から入る毒は直接血液に入るといわれています。たとえばＰＭ2.5は肺から直接侵入していきます。他にも問題になっている化学物質は多く、まだ明らかになっていない有害物質も多いのではないかと思います。

そういった毒は、日々、我々の体の中に蓄積されていくでしょう。それに対処するためには、毒を自分で排泄する習慣をどのように身につけるかをよく考えなければなりませんね。

周東　そうですね。たとえば汗をかくことの効果はよく知られています。シャワーだけでなく、お風呂につかったほうがいいというのは皆さんご存知でしょう。サウナスーツのようなものを着て汗をかいてもいいし、足湯にも効果があります。大使は岩盤浴をされたことがありますか？　私は15年ほど前に、床暖房の理論を組み立て、花崗岩を利用して岩盤浴施設を作ってもらいました。その花崗岩は「北投石」といいます。

室内を蒸気で満たし、湿度を80％に保ちます。板状にした北投石の上にバスタオルを敷き、その上に寝るしくみです。汗をかいたらクーリング室で汗をふいて冷やし、また北投石の上に寝て汗をかきます。これを5回ほど繰り返します。

そのような岩盤浴が日本全国に広まり、今では台湾など海外にも広まっています。

謝　岩盤浴は日本で人気ですね。私も一度行ったことがあります。

周東　ところが、一時のブームのときと比べると、だいぶ減ってしまいました。日本社会はブームにとても敏感で、メディアでもてはやされると急激に盛り上がりますが、その揺り返しのように誤った情報が流れたりします。すると、今度は反動で急にブームが去ってしまいます。

私が岩盤浴施設を開発して運営していた当時は、テレビ局や雑誌が取材に来ましたし、本も書いたのですが。

謝　今は、北投石がとれにくいとも聞いています。

周東　北投石は、もともと花崗岩と呼ばれる岩石の一種です。花崗岩は今でも使えるはずです。花崗岩にはいろいろな種類がありますが、いずれもたくさんのミネラルが含まれています。

花崗岩を温めて寝ることで、高い熱による直接的な効果を得られ、肝臓ガンや乳ガンを抑制できると考えられています。

謝　ガンは熱に弱いといわれますが、いかがですか。

周東　45、6度の環境では、ガン細胞の発育が止まるといわれています。

岩盤浴の岩は50度ほどで、その床にタオルを敷いて寝ます。熱いですが、それが体にいいのです。寝ながら水を飲み、汗をたくさんかきます。その後、クーラーの効いた涼しい部屋（クーリング室）に行って休みます。そこで体を冷やし、5

分ほど経ったら、また岩盤浴の部屋で寝ます。適度な体操もしながらお湯を飲み、汗をかくともっと効果的です。

これを5回ほど繰り返すと、汗がサラサラになるのがわかります。最初は体内の老廃物や有害物質が含まれた悪い汗が出ますが、悪いものを出し切ってしまうと汗がサラサラに変わることが実感できるはずです。

謝　ラドン温泉や銭湯などの入浴施設にも岩盤浴が設けられていることがありますね。

周東　岩盤浴がポピュラーになり、気軽に利用できるようになるのはいいのですが、間違った使い方をしていることも少なくありません。岩盤浴では室内の湿度を70％以上にして加湿することが必要です。

そうでないとサウナのように息苦しく感じます。加湿することで、室内での呼吸が楽になり肺が心地よさを感じます。

謝　岩盤浴はよい発明だと思います。

周東　そのはずでした。実際よい岩盤浴場もたくさんありますが、理論を守らずその場しのぎで運営している施設もあります。適当な施設もいっしょくたに岩盤浴として広まってしまった結果、岩盤浴は良くないという情報が出てくるようになりました。ブームが終わり、人気がなくなった一因にはそういったこともあります。

どんなに良いものでも、正しく活用しなければなりません。間違うと害になることもあります。岩盤浴の場合、蒸気がなく湿度が低いと呼吸器はもちろん体に良くないですし、長時間熱い岩盤の上で寝たままでいるのも良くありません。涼しい部屋で体を休ませ、また温めるというサイクルが大事です。冷やして温める、冷やして温める、をくり返すことで、自律神経を刺激し、ホルモンの分泌を高め、免疫力も高めるので、疲れが回復するのです。

●忙しくてもできる健康法を身につける

周東　大使は健康のために流体太極を続けていらっしゃいます。流体太極は大使が独自に考え、台湾の特許も取っているとお聞きしました。太極拳は一般的ですが、「流体太極」は太極拳と近いものなのでしょうか。

謝　太極拳は武術。流体太極は健康法です。自然な形で体を動かしながら気を流します。武術ではありませんが、身・心・霊のバランスが取れるような訓練方法です。

太極拳も体にいいものですが、型や「套路《とうろ》（武術の一連の動作）」がいろいろあり、実際にやってみるとなかなか難しい。「流体太極」は多種多様で複雑な太極拳の動きを整理し、誰もが手軽に、もっと直感的に行えるようにしたものです。

「次はこの動き」「その次はこの動き」と頭で考えていると、心を邪魔し、本当の意味でリラックスできません。健康のためには身心を解放してリラックスさせることが大切です。そのために編み出したのが「流体太極」です。

私自身、毎日実践しており、多くの方に親しんでいただきたいと思っています。簡単なので誰でもすぐに始められます。実践法などは次の章でくわしく説明させていただきましょう。

周東　血流を良くするためにも良さそうですね。特に膝から3センチ以下の部分は心臓から遠く、常に重力にさらされていることもあり血流が滞りやすいのです。ですから、努力して血流を良くし冷えにも注意しないと、その部分だけでなく全身の不調にもつながります。このことは、患者さんにもしっかり伝えています。

謝　先生もオリジナルの健康法をおもちですね。

周東　誰でも簡単にできる体操として「ゴキブリ体操（130頁参照）」や「寝コ

ロガリ体操」をすすめています。床の上でこの二つの体操をすると背骨が伸びて開き、椎間板が活性化してヘルニアも改善してきます。

ゴキブリ体操は、ゴキブリがひっくり返って足をばたつかせるように、仰向けに寝て両手、両足を上に上げて動かします。

このとき、手をゆっくり上げながら息を吸います。それから、ゆっくりと息を吐きながら手を下ろします。手を上げると血液は下に下がるので、手が冷たく感じます。

次に一気に手を上げ下げすると血液の重みを感じます。血流が活発になり、血液が手先に集まるので温かく感じます。気が流れるように感じるはずです。

謝　確かに、足は立ったままでは上に上げられませんね。それでゴキブリのように動かすのですね。

周東　仰向けになったゴキブリが足をばたつかせてもがくように、手足を空に向かって上げ、ブラブラと動かします。寝ながら行う運動は脊椎にも足にも負担がかからず、椎間板を刺激したり、血流を良くしたりできます。

謝　ユニークなゴキブリ体操ですが、流体太極と通じるものがあるような気がします。

周東　どちらも頭で考えたり、体の動きを意識したりすることなく、誰でも直感的にできるので、体が自然に動くのだと思います。

私は普段の診察中でも「ちょっと疲れたな」と思ったら、空いているベッドの上で足を上げ、ゴキブリ体操をしています。平らなベッドに仰向けになって30秒ほどやっていると、背筋の曲がっているところも背骨も伸びて、椎間板が楽になり、とても心地よくなります。また、体がしゃきっとして仕事に集中できます。

謝　手と足は上に上げればいいので、簡単ですね。

周東　たとえば手はいつも下に下ろしていますから、重力で体を前方下方に傾けることになります。それで、骨や筋肉が全部前に出てきやすいのです。それを元の後ろに戻すようにすることが必要です。

肩甲骨が体の前方にずれてくると、手が上がりにくくなりますし、血流も滞ります。そこで、寝た姿勢で肩を動かすと正常な位置に戻ります。

それとともに、肩甲骨を回すなどして、両肩の筋肉や脊椎を支える筋肉など背中の筋肉を動かすといいですね。

最近の発見では、肩の筋肉と背筋の筋肉の中には小型褐色脂肪細胞が多く存在し、それらの細胞から、「健康長寿ホルモン」と呼ばれる「アディポネクチン」が分泌されることがわかりました。意識して筋肉を動かしている人は健康になれるのです。

大使の食生活についてはいかがでしょう。

謝　細かいことを言い出したらキリがないですが、食べすぎに気をつけ、規則正しく食べることが肝心です。楽しい気分で食べることも大切です。
前にも触れたような20の健康法（1章最後のコラム）を参考しながら、食事のバランスに気をつけています。

●家庭の役割、生命教育の重要性を伝えよう

周東　直接的には健康の話ではないのですが、この機会にぜひ大使とお話ししたいことがあります。今、世界中で凶悪な犯罪が起きていますね。米国の銃の乱射だったり、最近の日本の例では自殺願望をもつ人を誘って次々に殺してしまったり。こんなことは、到底、健全な人間のすることではないですね。

謝　本当に心が痛みます。なぜそのようなことが起きるのでしょうか。

周東　最初に身、心、霊の話が出ましたが、私はさらにその上に魂があると考えています。魂がおかしいことで、異常なこと、あり得ないような事件を引き起こしてしまいます。その背景にはいろんな要因があるでしょうが、普遍的に言えることは、家庭の教育がとても重要だということだと思います。

大切な我が子に正しいことを伝える。子孫によいもの、よい考えを引き継いでいく。その意識と気概がなによりも大切だと思います。

謝　いわゆる生命教育ですね。生命を尊重する、他の生きものも含めて、すべての生命が平等なのだということを心底から理解させる。そのために、世界の多くの国で、命の教育、生命教育が取り入れられています。

とはいえ、実際にはどうやったら子どもたちに命の大切さが伝わるのかは難しい課題です。まずは人間と万物の関係、人間と人間以外の生きものとの関係、人間と天との関係を説き、理解させることが必要です。

周東　すでに本に書いたことがありますが、身、心、霊を建物にたとえると、地上にある**建物は身体**に相当します。家の中で営む温かい**家庭は心**で、家の**土台は霊、基礎は魂**に相当します。
　建物だけがいくら立派でも、土台や基礎が不安定だと、ちょっとした台風や地震でも崩れてしまいます。

謝　魂の定義は宗教によってそれぞれですが、先生がおっしゃる霊の上にある魂とは、先祖とのつながりのことですか。

周東　そうです。それはＤＮＡともつながっています。一生懸命努力を続ければ、ＤＮＡ、遺伝子だって変えられるはずです。遺伝子を変えるというと、先祖とのつながりを変えたり、軽視したりするように思われるかもしれませんが、そうではありません。
　自分の生きた軌跡をよい形で子孫に伝えること。それこそが、今の自分につながる先祖を尊重することであり、人が生きる意味のひとつではないでしょうか。

●トータルに考えることの真の意味を問う

謝　健康への関心は世界共通のものといえるでしょう。特に日本や台湾、欧米諸国などは健康への関心が高いと感じます。日本と台湾は同じように、高齢化とか生活習慣病といった問題に直面しています。

両国の医療が連携することで、自国はもちろん世界的にも貢献できる可能性が高まるのではないでしょうか。

周東　その通りだと思います。

謝　医療の専門分野が細分化される中で、先生は総合診療医として患者さんをまるごと診る医療に取り組んで来られました。

今後、日本でも台湾でも先生のように、患者さんが来院したら、まず総合的に診療して判断するところから始めるような医療の流れがより一層広がっていくでしょう。

周東　素早く正しく診断してから、どういう治療がいいのか。他の先生に紹介する場合も含め、患者さんにとってもっとも適切で有益な方法を判断することが重要です。

そのためには良い医療検査機器も必要です。それを駆使することで、より正しい判断ができるようになり、より良い診療が可能になります。患者さんにすすめたことが間違っていた場合、再診断が必要になれば時間がかかって病気が進行してしまうかもしれません。適切でない治療そのもので病気を悪くしてしまうこともあり得ます。

私のところでしっかり判断できるように、日々、勉強を続けています。できるだけ研究会などにも参加しています。判断力、診察力を高めるためです。

謝　科学のもつ性質として、どんどん細分化し専門化していく流れがあります。つまり先端医療になるほど専門分野が狭くなっていくわけですが、人間の健康はトータルなものです。

より専門性の高い医療と、目の前の患者さんをトータルに診ることのバランスをいかに取っていくかが問われると思います。そのへんはいかがですか。

周東　全体を診ることにとらわれすぎると、専門的なところから離れてしまいます。

私はそのために、内科の各分野の研究会をはじめとして、脳外科、整形外科、婦人科など可能なかぎりいろいろな専門分野の研究会にも参加し、討論し合うようにしています。そういう努力をしないと細かいところに目がいかなくなるからです。

健康はトータルなもので、健康に対する素晴らしい理論や考え方をいくら伝えられても、目の前の患者さんが悩んでいる症状そのものが解消しなければ机上の空論になってしまいます。患者さんを救うこともできません。

全体と専門の両方の知識、両方をあわせて考え、判断する力が必要なのです。

謝　それには、大変な努力やエネルギーが求められることだと思いますが。

周東　そうですね。私自身はたくさんの患者さんを診察するために座っていることが多いのです。会議でも座っていますし、タクシーに乗っても座っています。研究会や勉強会でも座っています。立食パーティーでは立っているものの、そこではメタボリックな食べものを与えられます（笑）。

そんなことの連続ですから、自分の健康には気をつけています。

謝大使にお会いするといつも、新しい知識を身につけておられます。そしてイキイキと元気でいらっしゃいます。

今日、こうして大使とお話ししたことも明日からのエネルギーになります。いつもたくさんの良い刺激をいただいています。流体太極にも取り組んでみたいと思います。

健康で長生きするための20の健康法

①歌を歌うこと

②歩くこと

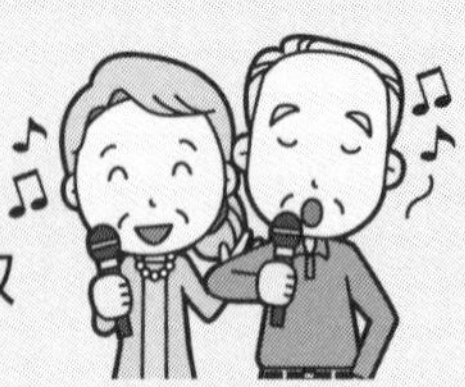

③長く座らないこと

④姜黄《きょうおう》（ウコン）を多めに摂取

⑤カロリー摂取量を少なめに

⑥緑黄色《りょくおうしょく》野菜《やさい》を多めに摂取

⑦抱擁すること

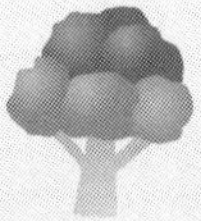

⑧ブロッコリーを食用

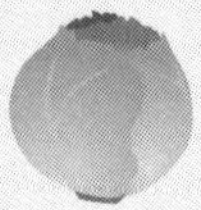

⑨睡眠の質の向上

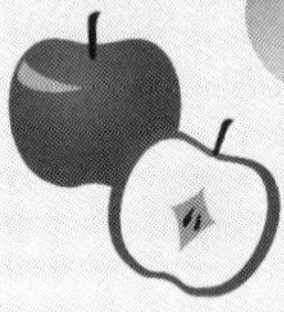

⑩明るくて積極的

⑪糖分を少なめに

⑫落ち着きを保つこと

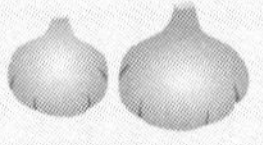

⑬お茶を飲むこと

⑭リンゴを食べること

⑮長時間、テレビを見ないこと

⑯踊ること

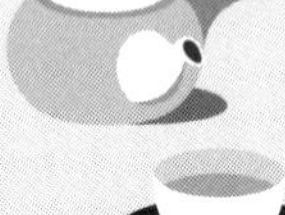

⑰にんにくを食用すること

⑱ナッツを食べること

⑲歯をケア（口腔ケア）すること

⑳笑うこと

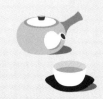

2章

政治の根本にある漢方の世界観

●台湾と日本の友好関係に貢献したい

私は漢方医の父のもと、5人兄弟の次男として生まれ育ちました。中学、高校時代は器械運動に打ち込み、その後台湾大学の法律学科に進学。1972年に日本文部省の奨学生として、京都大学大学院法学研究科に入学しました。

京都での留学生活はよい思い出です。妻とともに中華料理屋でアルバイトをしながら勉学に励んでいました。お金がなかったので、安いけれどおいしい中華料理屋があり助かりましたね。そして民主主義国日本の自由な雰囲気や、人々の親切さに感銘を受けました。

台湾大学在学中に司法試験に合格していたため、帰国後は弁護士として働きました。お金持ちとはいえない人々の法的な支援をしたかったのです。弁護士として働いているときに知己《ちき》を得た方々とのつながりで政治の世界に入ったのは1979年のことです。それからは政治の世界でさまざまな活動をしてきました。

私が政治の世界に足を踏み入れた頃は、台湾にとって過渡期の時代だったといえるでしょう。選挙のシステムも次々と確立され、主義思想を貫くためには、それ以外に考えなければいけないこと、いわゆる根回しやら〝政治的な〟目論見などが今よりもっと必要でした。

国をよくする政治を行なうために、それ以外のことに気を取られ、時間を割かなければいけないことも多かったのです。

今の私は年齢を重ね、立場も変わったものの、若い頃からの考えは一貫してもちつづけています。たとえば「和解と共生」は私にとって大きなテーマです。行政院長（首相）を務めた際には、この理念のもとで野党や中国に対話を呼びかけましたが、困難が多く、なかなかスムーズにいかない部分が多かったです。

当時は多忙でストレスも大きく、体調を崩すこともありました。身、心、霊のバランスをとるのが難しい時期があったのです。そういう経験からも、健康や命についての考えをずっと深め続けてきました。

現在は台北駐日経済文化代表処の代表として、日本に駐在しています。今の台湾と日本は、共生共栄への道を進みつつあるのではないでしょうか。

私の父の時代には、日本の統治により台湾各地でインフラ建設が進みました。それにより台日間には良い絆がつくられていました。

時代は変わり、今は台湾も発展し、困ったときに互いに助け合える存在であると考えています。私が駐日代表となることが決定した頃、日本で熊本地震が起きました。着任直後、私は高雄、台南の両市長らと共に被災地を訪問し、台湾からの義援金を届けました。

先日2月6日に台湾東部の花蓮の近海を震源とする大きな地震が発生しました。日本の国民のみなさんからお見舞いのお言葉、義援金などをたくさんいただきました。心から本当に感謝します。

このように自然災害が起こるたびに、台日両国の国民が自発的に街頭募金などの活動していることは、世界的には稀なケースかと思います。このように日本人の心と台湾人の心は相手のことを自然に心配し合うような深い絆で結ばれています。

私はこれを「善の循環」と読んでおり、この思いやりこそ、まさに「台日運命共同体」の礎《いしずえ》と認識しております。

ですから、古くからの絆をより深め、互いに誠実な関係をより強化することが、日本にいる私の役目だと思っています。今後、台湾でどの政党が政権をとろうとも、台湾と日本の友好関係が変わらないように、任期に関わらず奔走し、貢献したいと考えています。

●健康を維持することは人生の重要なテーマ

自分自身の使命を果たすためにも、健康を維持することは人生における重要なテーマのひとつです。父をはじめ先代に漢方医が多いこともあり、昔から健康に対する関心は人一倍ありました。

日本で医師として活躍する台湾出身の周東寛先生に出会い、著書も拝読し、今回、このように健康に関する著作に関われたのは喜ばしいことです。

もちろん私には医学の専門訓練はありません。ただ、自分なりにこれまで学んできたこと、考えてきたこと、経験してきたことなどを踏まえて、私の考えを述べさせていただきます。専門的なことは周東先生におまかせできるので安心です。

1章では先生と対談をさせていただき、興味深いお話をいろいろ伺いました。その中から、さらに内容を深めたいことなどを書き連ねるとともに、章の最後には私が編み出した流体太極を紹介させていただきます。

流体太極は自分自身の健康法として、太極拳とストリートダンスとを融合させたものです。誰もが手軽にできます。体だけでなく、心、霊などの内面的な精神を養うことも念頭に置いてまとめました。

もちろん、私も毎日1時間ほど実践しています。いつでもどこでも実践でき、70歳を越えた私でもムリなく続けられる健康法です。ぜひ思い立ったときに試していただければと思います。

●磁場と健康はつながっている

漢方と西洋医学に関する私の意見は、1章の周東先生との対談の中で十分語らせていただきました。ごく簡単にまとめると、漢方は経験に基づいてトータルで健康を守り、維持するためのもの。西洋医学は科学に基づいて悪い部分の対症的な治療を行なうものです。

どちらが良いということではありませんが、私自身は漢方や東洋医学に親しみがあり、その考えにしたがって、まずは身心の平静を保てるよう、病気にならないよう心がけています。

また、健康でいるためにはポジティブな考え方がとても大事だという、経験にもとづく意見も先生と一致しました。ポジティブな考え方が体調に影響する理由はいくつか考えられます。

周東先生のお話では、元気がなくなると呼吸が浅くなったり食欲が減ったりするので、より健康から遠ざかるということです。当然のこととして納得できます。

笑うとガン細胞が減る。心の底から笑えなくても、笑顔をつくるだけでも体調が整うし、免疫力が高まる。科学的に証明されたものとして、そういったデータがあります。プラセボ効果（偽薬効果）もそのひとつです。


私が聞いた実話のなかに、ある母娘の話があります。病気の母を娘が訪ね、「これは体にいいから食べて」とすすめます。いわれた通りに食べた母親は、間もなく病気が治ります。「娘が食べさせてくれたもののおかげ」と母親は思っていますが、それは薬でも、特に栄養が豊富なものでもない。

母親にとっては〝娘が自分のためにわざわざもってきて、すすめてくれたもの〟だから病気が治ったのです。

その娘は普段、あまり親孝行もせず、母親とはそれほど親しくしていなかったそうです。そのため、母親はなおさらうれしく、感動したのかもしれません。

こうした話に共通するのは、いわゆる西洋医学でいうところの投薬や治療をしていないことです。それなのに体調が改善するのは、人間が磁場の影響を受けている証拠だと思います。

喜び感動すること、笑ったり楽しみがあったりすることで、その人を取り巻く磁場が変わったのです。磁場が良いレベルに進んだともいえます。

難しく感じられるかもしれませんが、このようなケースはいくらでもあります。私がこのことを医療の専門家や科学者に話すと、理解してくださることがよくあります。

●万物は磁場であること

私の生命現象に対する考え方は、万物は磁場であり、波動です。物質的な存在はその外側の姿です。

気功などのパワーも、それに関連するものかもしれません。数字や実験では明らかになっていないものの、そこには確かになんらかのパワー、作用がある。そういう物事を解明する手がかりのひとつが量子力学だと私は考えています。

ちょっと難しい話になりますが、個人的な意見を記しておきたいと思います。

死んでしまった人と生きている人、私たちの概念の中ではまったく別のものといえます。けれどその体をものとして考え、原子レベルまで細かく見ると、物体として構成は変わらないそうです。少なくても筋肉の中の元素の原子配列やH2Oなど含まれる要素は同じです。

生命とは量子世界での原子や分子の集団的な秩序ある運動です。生命があるかないかの違いは、細胞膜の内側と外側の電気の差だということです。その物体を取り巻いて存在するエネルギーが変わってくるということです。確かに、死んだ人にはエネルギーはありません。エネルギーがあるからこそ、私たちは生きた人間として存在できます。このエネルギーは磁場や波動だと思います。

量子力学というと、一般的にはまだあまり馴染みがないかもしれません。量子力学以前の考え方では、現象には波動性のものと粒子性のものがあると考えられていました。

ところが量子力学では、電子は粒子でもあり波動でもある。光子もそうです。つまり、粒子と波動は別々なものではなく、人間が意識し観察することで物体として固定されます。ですから、量子力学で重要なのは意識なのです。

もともと、私たちの周りすべては空《くう》なのです。私たち人間が意識することで物体として固定されているのです。

「空」とは何もないことではありません。仏教では「空」の教えの中で「真空妙有」という文言があります。真の空が現実世界の種々の妙なる姿を展開し、自分のこころにある紙にいかなる色を塗ることができることを指しています。「空」の間にあらゆる波動があり、その波動の頻度が低いほうが物質となり、もっとも高いのは生命の流れであり、宇宙に存在していると信じています。

別の言い方をすれば、万物は波動であり、物質的なものはすべて外側の姿で、本当は空だという考え方です。コンクリートミキサーを想像してみてください。外側にあるのは石や砂などの物質ですが、中心部は空になっています。

空の部分は無限の力をもつ想像力です。その想像力は、宇宙からつながっています。

●意識と霊が結合すると大きなパワーを発揮する

ちょっとあやしい話のように感じられるかもしれません。では、このような例はいかがでしょうか。

母親が子どもに「今日は雨が降るから傘を持って行きなさい。雨に濡れると風邪を引きますよ」と言います。けれど子どもはいうことをききません。案の定、雨が降り、濡れて帰って来ました。そして、風邪を引いてしまいました。

母親は「ほらね、お母さんの言ったとおりでしょ。なんでもお見通しなんだから」と自慢げに言うかもしれません。子どもにとっては、母親の言葉が予言のように感じられるでしょう。

しかし、子どもが風邪を引いたのは「濡れて風邪を引く」と言われたからなのです。私が思うのは、母親の言葉が子どもを風邪に導いているということです。母親の意識、想像が言葉によって子どもにも共有され、実現化したのです。

母親はもちろん、子どもに風邪を引いてほしいわけではありません。これまでの経験などから、ごく当然のこととして言葉に出したのです。そのように「当たり前のこと」「自然なこと」「意識しないこと」は、強いパワーを発します。「この人に風邪を引かせてやろう」と思って発した言葉は、実はあまり大きなパワーをもちません。意識して発した言葉で相手に影響を与えられるのは、暗示をかける訓練を積んだ人間か、言葉を受けたほうの人間の心が弱っていたり、あまりに人に左右されやすい性質だったりするような特殊なケースでしょう。

２００６年に自己啓発書『ザ・シークレット』という本が出版されました。この書籍は50カ国で訳され、２０００万部以上売り上げているようです。その中にも、ポジティブな姿勢を保ち「思考そのもの」を変えることで現実を変えることを目指す疑似科学的な積極思考（ポジティブシンキング）について述べられています。「引き寄せの法則」、つまり世界は意識によって創造されるとのことも紹介されています。

東大に行きたい。大統領になりたい。そういった強い意識によって願いが固定し、そこに距離や目的が発生します。目に見えない次元にあった願いや意識が、固定化することで見える形になり実現します。

とはいえ、願えば誰もが東大に入れるわけではなく、大統領になれるはずもありません。定員が決まっているからです。となると、より強く願い、意識を固定化できた人から目的を叶えるということになります。

私の考え方からすると、無心の状況では、その能力を最大限に発揮することができます。その無意識下の考えを霊という言葉で表現します。「霊的なもの」というような使われ方をする、スピリット的な意味の霊です。意識と霊が結合すると大きなパワーが発生します。

●物事をポジティブに考え前向きに対応する

「思考は実現する」「願望をノートに書きなさい」などと言われるのはそのためです。ただし、私自身の考えは先に述べたとおり、通常であれば無意識のほうがパワーが強いと考えています。

霊の力は無限ですから、もしも意識がある状態で霊と結合することができれば、それは無意識以上に大きな力を発揮するかもしれません。そのレベルを目指すためにできることは、ポジティブな考え方でいることでしょう。

想像したことが自分の世界になる。良いことも悪いことも実現することを心得て、悪いことはあまり考えない。

もちろん、無鉄砲だったり考えなしに行動することが良いというわけではありません。日々の生活や仕事の中では、リスクに備えることも必要です。

私自身、良いこと、楽しいことばかり考えていられるわけではありません。それでも、悪いことは極力口にしない。物事をポジティブに考え、前向きに対処する。「今日は忙しくて疲れた」と言うかわりに、「今日は元気、勇気、やる気」、「今日は一生懸命頑張った」と言い換えるだけで、自分の気分も、周囲に与える影響も、その後の流れも変わってきます。

励ます言葉のまわりには、良い磁場が発生します。歌を歌ったり、賑やかに笑ったりするのもそうです。最近では、治療の一貫として落語を聞いたり、お笑い番組を見たりするといったことを取り入れる病院もあります。ガンだからといってふさぎ込んだり閉じこもったりするのではなく、行きたかった場所に旅行をしたり、会いたい人に会ったりする。すると病気が治ってしまうこともあるのです。

●肉体は霊のための〝載具《さいぐ》〟

とても興味深い心理学の実験に関する報道があります。多重人格の患者さんを観察すると、ある人格のときは目がブルーになる。話す言葉も変わる。意識だけでなく見た目まで変化するケースがあるというのです。普通であれば考えられないことですが、物質よりも意識が強いことの証明ではないでしょうか。

そもそも人間は、実際にもっている脳の能力の5％ほどしか使っていないという説があります。それは、自分の考えるこれが限界という意識に縛られているからです。

「私は何にでもなれる」。本気でそう信じることができれば、理論上では、いわゆる超人的な能力が発揮できるということになります。けれど、「何でもできると信じれば、何でもできる」と考えている時点で、限界を意識していることになります。

潜在能力を自在に使えるようになれば、人間はどれほどのことができるのでしょうか。心は意識、つまり顕在意識です。霊は潜在意識あるいは超意識ですが、その定義は各流派、宗教の理論により解釈もかなり違っています。

最近、ある科学の専門家が「霊」について発表しました。彼は霊のことを「超弦（超ひも、スーパーストリング）」と呼んでいます。私の考え方からすれば、これも一種の波動に過ぎません。霊は、周波数（頻度）においては最高の波動ではないでしょうか。

誰の体の中にも霊が存在しますが、生命の維持といった人間の体の活動とは別の次元のところにあります。霊は肉体、物質に存在しているのみならず、高次元の空間にも存在していると思います。

世界はひとつの大きな宇宙であり、それ自体がひとつの大きな知恵庫なのです。霊を通じて宇宙の知恵庫に繋がっています。

禅には「空」という概念があります。空とは何も無いのではなく、無限の可能性があるということです。意識をしないことで、自分の限界を取っ払うのです。たとえば、瞑想の目的は、心を集中させて意識を空に到達させることです。それによって肉体の意識から解放され、無心になったら、霊（超意識）を現象化するようになります。肉体は霊のための載具（道具）なのだと考える訓練とでもいいましょうか。

●自分を客観的に見る訓練をした

私たちには、それぞれ名前や地位がありますね。その多くは他者や社会との関わりによって決定づけられます。でも、それが私という人間の本質でしょうか。

私という存在は、最後には私自身だけで決まるものではないでしょうか。地位や肩書きはもちろん、国籍も性別も年齢も関係なく、ただひとりの人間として存在する私。その私は何者か。私は誰なのか。どんな人間なのか。

生きるということは、それを突き詰めることなのかもしれません。

私が若い頃から、命や生き方について考え、禅や仏教、道教などに関心があったことは繰り返し述べました。そのため学生時代には、ヒマラヤの山にこもって修行することに憧れたこともあります。

しかし、今の私は山ごもりには興味がありません。意味がないと思っています。周囲に人がいない、静かで美しい環境で、いくら修行を行なったとしても意味や効果があるでしょうか。

国会という場所では、意見が対立し、自分の主義主張を通そうと踏ん張ります。そこでは、常に事件や複雑な人間関係が渦巻きます。私は、そういう中で揉まれながら、精一杯自分の使命を果たそうと生きてきました。私はこれを「国会道場」と呼んでいます。

そこを離れて静かな環境で一人修行を行なうのではなく、政治の世界や社会の中こそが、私にとって最高の道場なのだと思うようになったのです。

政治の世界に身を置く私ですが、一般的に政治家というのは性格が強く、気性が荒いと考えられているのでしょうか。私はよく、「謝さんはあまり怒りませんね」「穏やかですね」と言われます。そういう方の口ぶりは、総じて意外そうです。

実際には当然、私も怒ることがあります。けれど、感情にまかせて怒ってしまうと、必ず後悔することになります。1日後、1時間後、荒々しく怒った自分を恥ずかしく思ってしまいます。

そこで、自分を客観的に見る訓練をしました。「今、私は怒っている。何に怒っているのか。どうしたら問題が解決するのか。この怒りをどこにもっていけばいいのか」などと、自分自身を外から見るようにします。すると、たいていの場合は、怒ってもまったく良いことがないとわかります。

これを繰り返していると、怒りを感じ、それを表に出しそうになっても、自分を客観的に見るようになります。良いことが何もなく、後悔するとわかっているなら、怒るだけ自分が損です。そこに気づけば、何より自分自身のために怒らなくなります。

もちろん、時と場合によっては怒ることが必要かもしれません。その場合は、怒っている自分のこと、問題の解決法を把握したうえで、相手に意見をするという形で怒ればいいのです。自分自身の制御が効かない状態で怒るのは後悔のもとです。

私は自己の情緒（ＥＱ）の管理も進化の指標の一つだと認識しています。後ほど健康法に興味のある方たちに紹介したいのは「流体太極」というものです。これは私が自己訓練用で覚知の方法です。客観的に、いかなる判断も加えずに自分の手を動かしながら、その動きに見ているのみです。

慣れたら心が自己の情緒や周囲の環境変化などにより影響されずに、静かに自然に見ることができます。つまり、覚知の境地に達していると言えましょう。

●物事には必ず原因がある

政治の話が出ましたが、また漢方の話に戻したいと思います。漢方では、体はすべてつながっていると考えるということは、前述の通りです。個を見て治療することをせず、全体を見て根本から正し、整えていくのです。

たとえば血圧が高いとき、現代医学では血圧を下げる薬を処方します。確かに薬を飲めばすぐに血圧は下がるでしょうが、そもそも血圧が上がったのには何か原因があるはずです。たとえば、水分不足で血液がドロドロなのかもしれません。もしそうなら、それを解消しなければ、体の不調は本当には治りません。

熱が出たら解熱剤が処方されます。それを飲めば熱は下がるかもしれませんが、そもそも、なぜ熱が出たのかを探らなければなりません。体の中に侵入した菌を殺すためかもしれません。それなのに、解熱剤で熱だけ下げてしまったら、菌を手助けすることになります。

物事には必ず原因があります。体に起こることも、何か必要があって起こっているのです。ですから、対症療法的な薬の投与で個別の症状だけ治しても、根本的な解決にはつながらないことが多いと思います。それどころか、人間の体が本来もつ自然治癒力を弱めてしまうことにつながります。

今はだいぶ考え方が変わってきたようです。西洋医学か東洋医学かという選択だけではなく、患者さんのためにより良い治療を複合的に選ぶお医者様や病院も増えてきたと聞きます。

昔は熱が出たらすぐに解熱剤を処方するほうがお医者様として評判が高かったでしょうが、今は、体に危険性のない熱であれば、ある程度は様子を見て自然に下がるのを待つというお医者様が出て来たようです。

さて、政治の話と言いながら前置きが長くなりました。

私の政治哲学は、このような漢方と同じ考え方です。社会のいろいろな問題も、それが今、必要とされているから紛糾する。ですから、それを頭ごなしに押さえつけても根本的な解決にはなりません。

まず、なぜ今そういう問題が出てきているのか、その原因を考えながら、出すべきものを出し切ってから対処します。そのために必要な改革はどんどんするべきだと思います。

目の前の混乱だけにとらわれ、流れに逆らってムリヤリ押さえ込もうとすると、長期的に見れば、さらに状況を悪くすることになるのです。

●自然な状態を覚知する

禅や道教には無為という考え方があります。自分の頭で考えた方向にムリヤリ進もうとするのではなく、自然の流れに任せるのです。

元来の状態に戻るまでには、苦しい時期も難しい時期もあるでしょう。けれど、自然の流れに任せていると、必ずいろいろなことが元来のあるべき形におさまっていきます。

政治の世界でいえば、司法は司法、国会は国会、教育は教育、世論は世論と、できるだけ干渉しすぎずに自然の流れに任せておいたほうが、元来の形におさまっていきます。

とはいっても、たとえば肺に毒が入ったとしたら、それは自然な状態ではありません。そういったときは治療が必要です。政治であれば改革しなければなりません。

その際、するべきことはシンプルです。悪いものを排出し、必要なものを補う。ただそれだけです。

体の不調であれば、本当に必要なものを見定めて、それ以外の栄養剤や薬を飲みすぎないことです。先にも触れたように、万物はすべて磁場であり、波動です。もちろん、体も同じです。調子が崩れるのは、体の波動の動きがちょっとおかしくなったからでしょう。

薬やドリンク剤、ビタミン剤も波動をもっています。ですから、体の磁場を調和、融和できる波動の薬やドリンク剤、ビタミン剤の摂取が大切です。また、普段の生活を律し、自分の健康な状態を保つようにします。本当に必要なものは、体が教えてくれるはずです。

日常的に暴飲暴食を繰り返したり、睡眠不足や不規則な生活を続けたりしていると、自分にとってほんとうに必要なものがわからなくなってしまいます。そうならないよう、たとえそうなっても正常な状態を取り戻せるよう、規則正しい生活と身心の安定を心がけることです。

私の人生に対する考えは、政治に対しても社会に対しても、体のことについてもみな同じです。そうでないとしたら、自分の思想が整理されていない状態です。自分で自分のことを正しく理解していない状態です。

自分の考えをもつには、世界と宇宙と自分とのつながりを感じ、自分の意識を整理することが必要です。瞑想などはそのために有効な手段といえるでしょう。最初は訓練が必要かもしれませんが、元来の状態に戻るというだけなので難しいこ

覚知と思想の関係

		思想	
		なし	あり
覚知	なし	死亡の状態	夢の中の状態
	あり	無心、不動心の状態、いわゆる「空」	日常生活の状態

とはありません。

頭であれこれ考えなくても、自然の状態を意識することで、流れるように自分が心地よい状態に戻れるはずです。

●どう使命を果たすか、どう本性を生かすか

仏教や道教に関して考えたり、質問を受けたりする機会が多々あります。私は専門家ではありませんが、自分なりに解釈しています。

仏教の考えで重要なのは肉体ではありません。むしろ肉体を軽視しているようにも感じます。その理論の前には、５００歳まで生きる不老長寿も無意味なようです。肉体は単なる器であり、考えるべきは自分がどう使命を果たすか、本性（自性ともいう）をどう生かすかということです。

すべての人にはそれぞれ本性があり、本性には無限の可能性があります。すでにお話しした霊と同じような概念ですが、仏教の理論には霊という言葉がありません。その理由は、余計な概念や思いを避けるためでしょう。

これに対して道教は健康を大切にします。自分の使命を全うするためには、健

康でなければいけないという考えです。これに関しても、何が正しいという答えはありません。

自分で考え、信じて進むべき道に出会ったら、一貫してその道を進んでいくことです。もし間違えたと思ったら戻ればいい。それもポジティブな考え方のひとつです。

●水素の可能性に注目

話題は変わりますが、ここで、私が実践している健康法について、いくつか具体的なお話をしておきましょう。

私はこの1年半ほど、健康のために体に水素を摂り入れるようにしています。記録を付けているのですが、今回確認してみると、すでに420回ほど行なっています。1日に1回以上は行なっています。

やり方は簡単です。まず水を1杯飲み、それから水素ガスを吸入します。パイプを鼻に当て、本体の水素発生器から送られる水素を吸います。終わったら2〜3％の水素を含んだ水を飲むようにしています。

周東先生にお聞きしたのですが、慶応大学では、救急病棟に運び込まれた呼吸停止状態の人が、水素ガスの吸入によって生き返ったという症例もあるそうです。

呼吸が止まったときは、酸素を吸入させるイメージがあります。しかし実際は、肺が止まった状態で酸素を急激に吸入すると、活性酸素が発生します。活性酸素は他の物質を酸化させます。老化や生活習慣病の原因になる有害物質で、体をサビさせると言われることもあります。

あるいは、心臓の血管が詰まった状態で血液を循環させ酸素を再循環させると、活性酸素が発生して心臓に悪いそうです。それに対する治療がさらに必要になってしまいます。

そこで慶応大学では、止まってしまった肺や心臓を再循環させるときに水素吸入を使うのです。

水素については、たくさんの論文も出ていますが、注射、飲む、吸入が主流です。私が使っている器械には台湾のテクノロジーが駆使されています。

その技術の権利を手に入れた日本の方の話によると、この器械は黄金比率を活用しているといいます。黄金比率に従うと、酸素26・5％、水素が73・5％の割合になります。

日本の空気中に含まれる酸素は、だいたい21％程度です。少し不足気味です。とはいっても多ければ多いほど良いというものではありません。酸素が多過ぎると、活性酸素を発生させるなどの問題も起きてきます。やはり、黄金比率のバランスがいいのかもしれません。

●耳鳴りから解放された

実は、私は十数年間、耳鳴りを感じてきました。ところが、昨年6月半ばから、耳鳴りがぴたっとやんだのです。驚きました。そのときは原因もわからず、たまたまおさまっているだけかと思いましたが、以来、半年以上経っても耳鳴りはまったくありません。

耳鳴りの原因にはいくつかの説があります。耳垢がとれていないために、物理的な音響効果で耳鳴りが起きるとか、動脈硬化が原因だとか。

いずれにしても私の耳鳴りがなくなったのは不思議です。耳鳴りで悩んでいたわけではありませんが、多少なりと聴力の妨げになります。中国の伝統的な治療も試しましたが、治ることはありませんでした。3時間ほど治まることはあっても、また戻ってきてしまうのです。

しかし、今回は違います。ずっと耳鳴りがしないのです。文献を調べると、水素吸入で耳鳴りが改善するという報告もあります。正式な実験結果や科学的な裏付けはまだ見つけられず、私の個人的な現象にすぎないかもしれません。

けれど、私にとっては自分自身が身をもって体験したことなので、何よりも確かです。

また、水素の器械を使っているのは抗酸化を期待していることもあります。おもに身体の活性化や老化防止のためです。これは私の個人的な意見ですが、健康食品を摂っても抗酸化の効果があるのは3時間くらいだと思います。水素はもっと効果が持続するといわれています。

●「流体太極」は誰でも気軽にできる新しい健康法

最後に、いよいよ「流体太極」を紹介させていただきます。

中高時代の器械体操を手始めに、私はさまざまな運動に取り組んできましたし、各種の健康法も取り入れてきました。太極拳、禅、道家仙宗などの健康法、ヒップホップ、立禅（立って行なう瞑想法）も実践したことがあります。

それらの経験を踏まえ、手と足と体を意識せず自然のままに動かすオリジナルの「流体太極」を編み出しました。「流体太極」という言葉は、台湾で商標登録済みです。

誰もが気軽に、心地よく行なえる新しい健康法として利用してもらえれば幸いです。

実際の動きを紹介する前に、少しだけ概念を説明させていただきます。

太極拳と流体太極は同じなのか、違うとしたらどう違うのかと聞かれることがよくあります。太極拳は拳法であり武術です。一方、流体太極は健康法です。それならば、なぜ太極という言葉を使うのか。

それは、流体太極には太極運動がもつ二つの特色が含まれているからです。その一つは円です。円は循環を表わします。動くとき円を描き、螺旋に切れ目なく続けます。

もう一つは陰陽です。陰が極まって陽になる。陽が極まって陰になる。これも循環の一種といえるかもしれません。この陰陽の変化、円の運動が流体太極のおもとです。

もちろん、原理は太極拳と同じなので、武術に応用することもできます。

また、流体太極には太極拳で使う圏道、雲手《うんすう》と纏絲手《てんしすう》の原理が用いられています。それで、太極という言葉を使わせていただきました。

流体太極の動きはダンスのようだと言われることがあります。最高のレベルに到達した踊りと武術には共通点があります。どちらも骨と筋肉を最大限に利用しますし、体のバランスを正しく維持し続けます。

流体太極は、ダンスと太極拳との動きを組合せた融合した武（舞）道と言ってもいいかもしれません。

実際、ダンスや太極拳の動きや理論から、良いと思われるものを取り入れて私なりにまとめたものです。当然ながら、手や腕の動き、全身の運動など、似ているところがたくさんあります。

流体太極の究極の目的は、無為の中でただただ自然に心地よく体を動かすことです。健康のために指を強調するなどの工夫はしていますが、ちょっと慣れれば誰にでもできる動きばかりです。

きれいにできるようになるには、多少の時間が必要かもしれません。けれど必ずしもきれいに動く必要はありません。人に見せるためのダンスではないのです。自然に体を動かせばいいのです。

ですから私も今日と明日では、身体の動かし方が少し違うかもしれません。基本だけおさえて、あとは自由に自然に体を動かしているからです。それでいいのです。

次の頁から、体の動きの基本を紹介します。

流体太極の基本手法

準備姿勢からはじまり、ステップⅠは基本になる手の動かし方（基本手法）です。ステップⅡは両手でタオルを握って、あるいは両手を組んで円を描くように動かす練習法です。これらを何度も繰り返して体で覚えてください。ステップⅢでは、いよいよ両手を離して円を描くように動かします。頭で考えず、体で考えながら自由に両手を動かしてみてください。

実は、流体太極の基本手法にはステップⅠのほかに、波の手、くらげ（水母）の手、雲の手、纏《てん》絲《し》勁《けい》、圏《けん》道《どう》などもありますが、やや複雑なので、ここでは波の手（wave hand）、クラゲ（水母）の手のみ紹介します。ぜひ参考にしながら練習してください。

難しいことは考えず、まずは実際に体を動かして、やってみてください。

準備姿勢

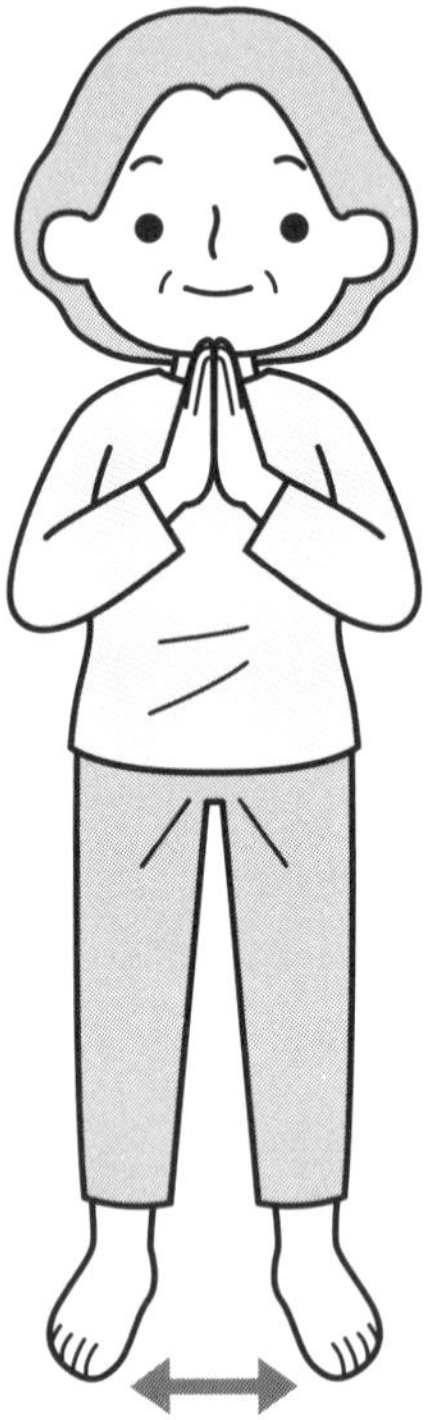

足を少し開く

動画で見ることもできます。YouTube（https://www.youtube.com）で、「**流体太極の基本手法**」で検索してみてください。

ステップⅠ

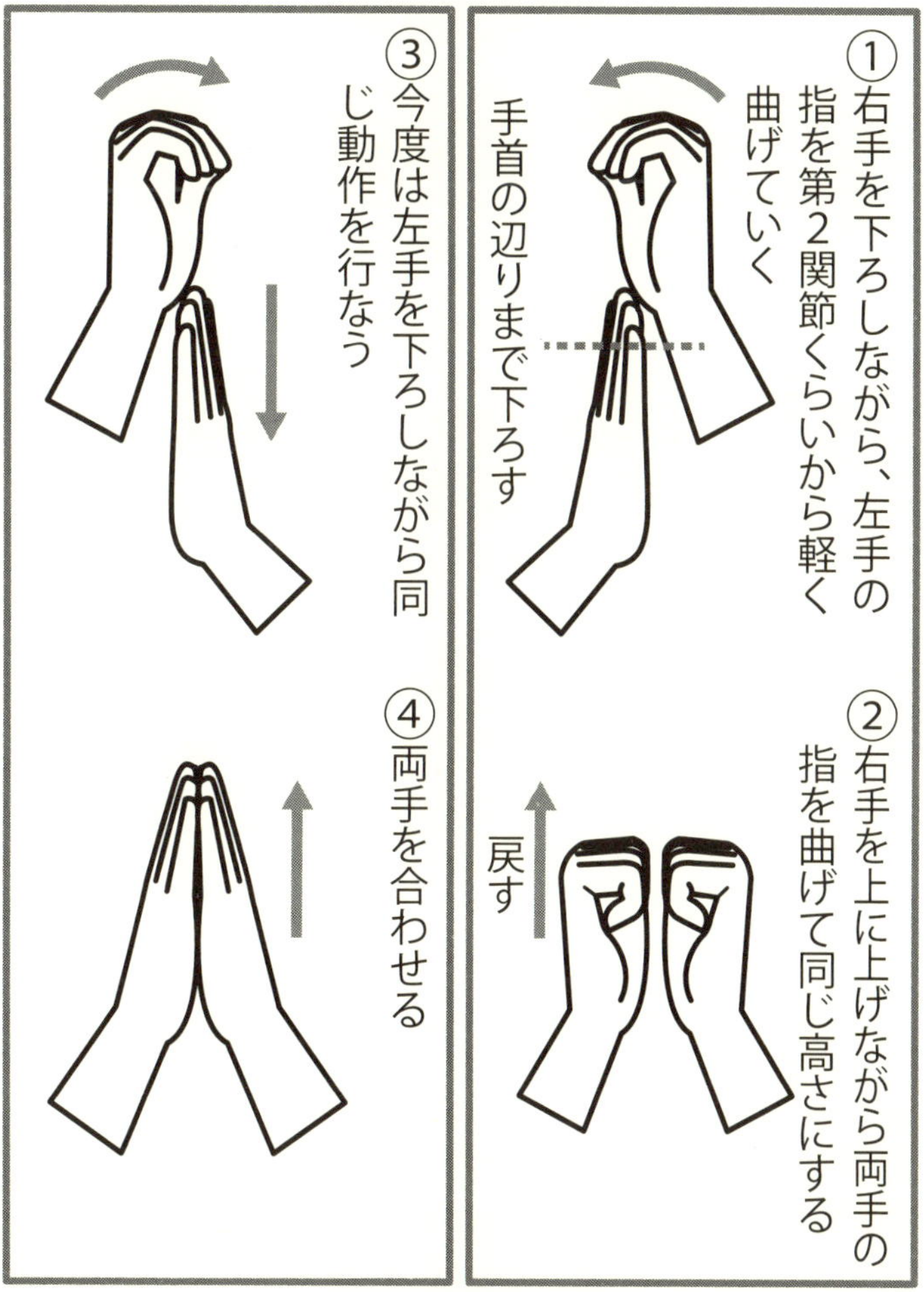
①右手を下ろしながら、左手の指を第2関節くらいから軽く曲げていく
手首の辺りまで下ろす
②右手を上に上げながら両手の指を曲げて同じ高さにする
戻す
③今度は左手を下ろしながら同じ動作を行なう
④両手を合わせる

①から④を繰り返す

ステップⅡ

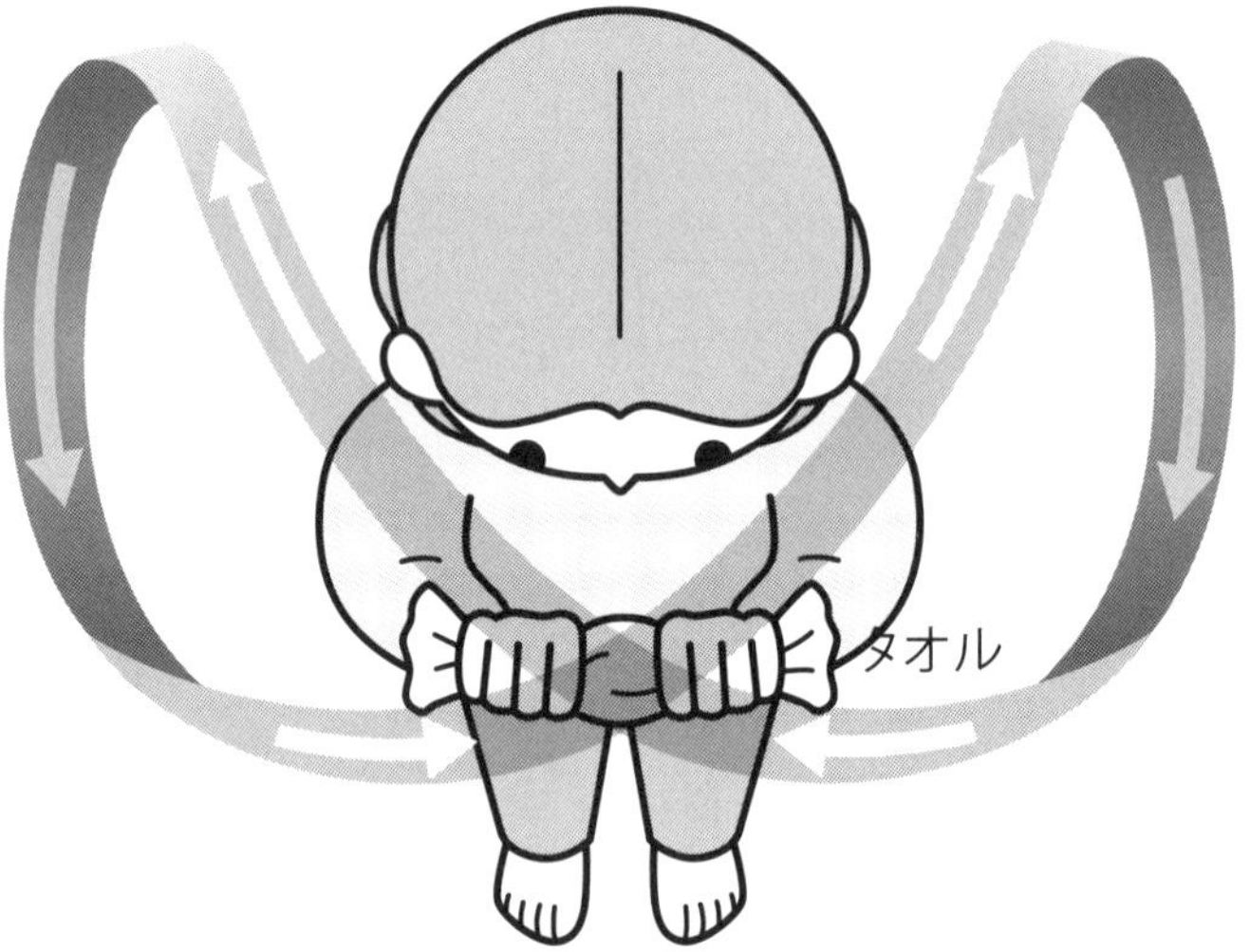

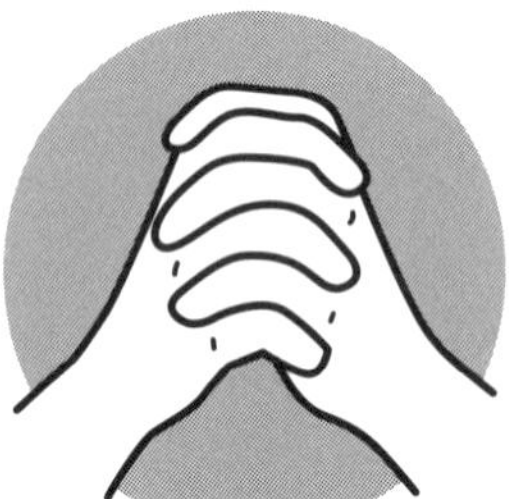

タオルかハンカチを両手を離して握る。
そのまま円を描くようにゆっくり動かす。
両手を握ったまま行なってもよい。

ステップⅢ

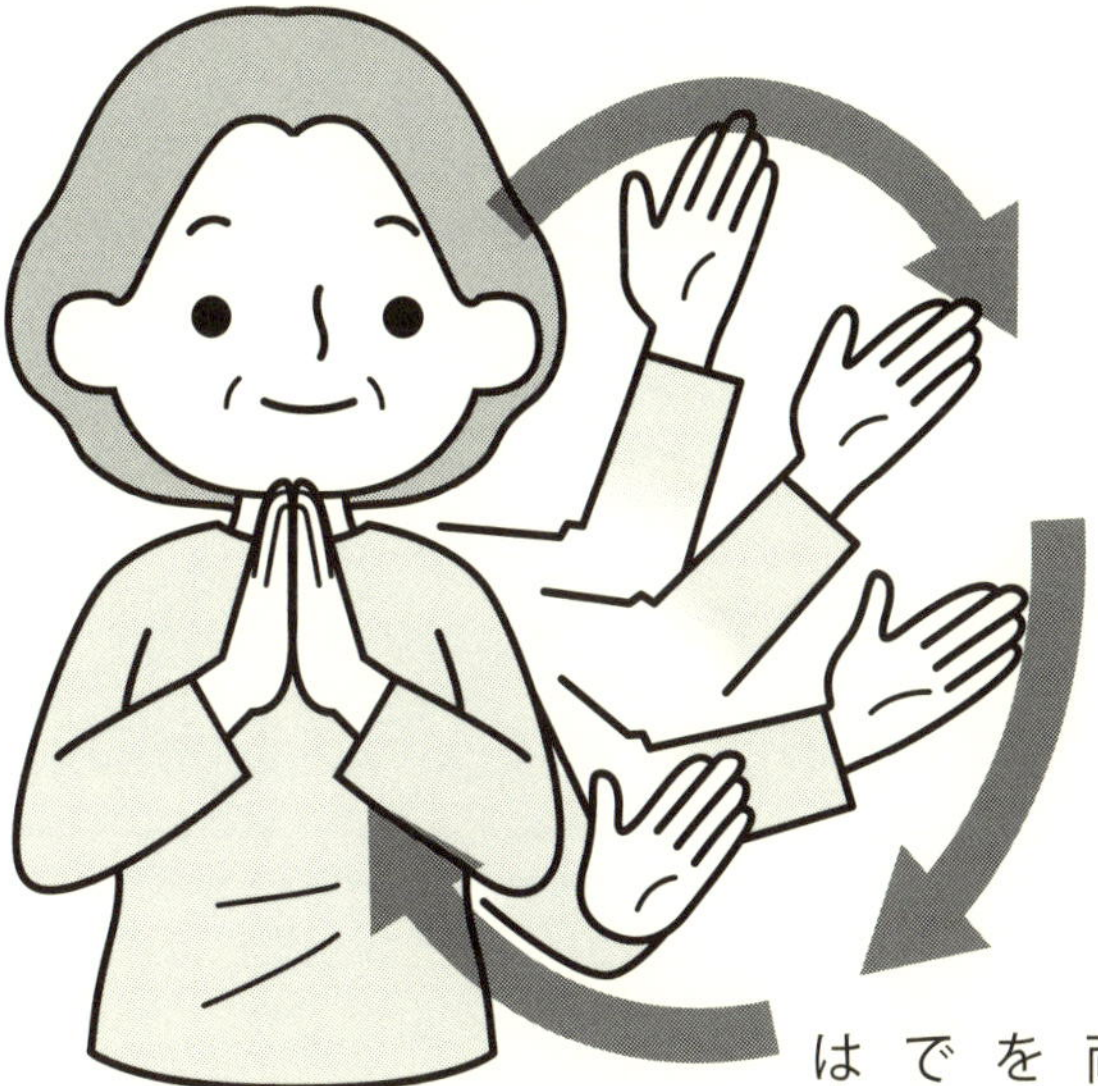

両手を少し離し、①から④までの動作をイメージしながら、右手、左手の順で円を描くように動かす。円ははじめは小さく、徐々に大きくしていく。

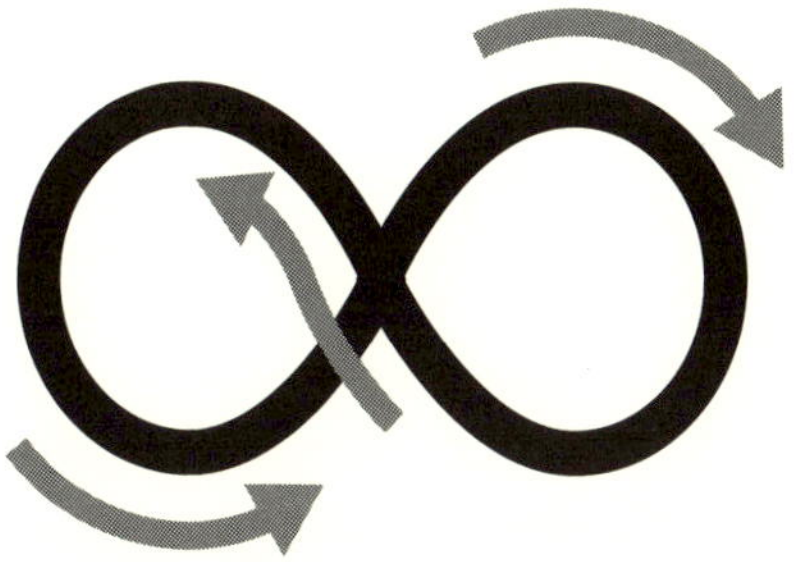

基本手法

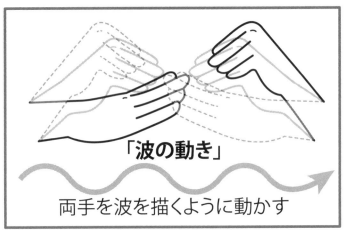

「波の動き」

両手を波を描くように動かす

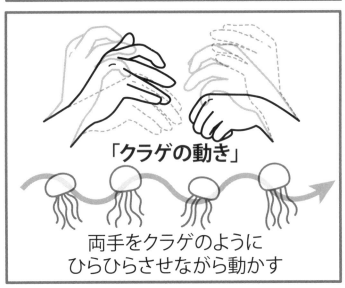

「クラゲの動き」

両手をクラゲのように
ひらひらさせながら動かす

3章

体全体のバランスを整える医療を目指す

●総合診療医として生きる

いよいよ「2020東京オリンピック・パラリンピック」が近づき、いろいろな場面で話題になっています。冬季オリンピックも話題になりました。スポーツはさわやかで人々を元気にさせます。

私は医師になってちょうど40年です。大学病院でのスーパー内科レジデントの研修の後、開業して、地域に密着しながら患者さんとともに過ごしてきました。医療や健康の専門知識を研究すると同時に、目の前の患者さんから学び続けています。

私が一貫して地域に密着した総合医療の道を突き進んでいるのは、少なからず父や祖父などの影響があるのでしょう。常に患者さんに直接対峙し、患者さん主体の医療を追求する。研究にも熱意を注いでいますが、それは可能なかぎりの治療を患者さんに提供するためです。

私は台湾の第二の都市、高雄市で生まれ、13歳からは日本で育ちました。4人兄弟の三男として生まれました。

父は医院を開業し、母は教育学者でした。私が1歳の時に妹が生まれることになり、私は一時期、母方の祖父母の家に預けられることになりました。祖父母の家は自然に囲まれた広大な土地をもち、バナナや竜眼が植えられた果樹園がありました。美しい小川が流れ、素手でシジミをとることができました。

そんな恵まれた地で、祖父母の愛情をいっぱいに受けて私は育ちました。従兄弟たちとも親しく過ごし、楽しい思い出いっぱいの子ども時代。祖父からはバナナ園の手入れや東洋医学の知識を教わりました。

また、土地の一画には神様「土地公」が祀られており、後に従兄弟が紫南宮《しなんきゅう》という神社を建立しました。今では多くの人がお参りにくる有名な場所になっています。私は今でも折りにふれてこの地の神様に守られていることを感じます。

父が高雄市で外科の医院を開業していた時に私は生まれたのですが、6歳の時に、父は人々に請われて台湾東部の台東市に移り、大きな外科病院を与えられました。父は院長であっても実際に治療にあたっていましたが、私が中学1年生の時、今度は日本に行くことが決まりました。この台東の病院はその後、国賓ホテルとして改装されました。

日本に渡った父は、都市のドーナツ化現象に着目し、埼玉県の越谷市に病院を建てました。地元の中学に編入したものの日本語がまったくわからなかった私ですが、そのことで発奮し学年トップの成績をおさめるよう努力しました。バスケットボール部に所属しながら、大好きだった絵や書も楽しみ、絵画展や書道展への出展も続けていました。

父をはじめとする親族の影響もあり、ごく自然なこととして医学の道を選んだ私は、昭和大学医学部に入学。もともと芸術が好きな私は形成外科（美容形成）に進むつもりでしたが、恩師から「まずは基本となる内科をしっかり学んではどうか」と薦められたのです。より多くの患者さんの役に立つためにはそのほうがいいかもしれない。そう考えた私は内科の研修医へと進みました。

この時の2年間の研修医経験（スーパー内科レジデント）が、今の私のベースになっているのかもしれません。放射線科でも研修を受け、当時はまだめずらしかったＣＴスキャンの責任者を務めることに。ＣＴスキャンが深刻な病気の早期発見に有効だということを実感したのは、その経験からです。

私の現在の３つの医院には、最先端のＣＴやＭＲＩなどの機器があるのを知って驚く人もたくさんいます。しかし、こうした機器が患者さんにとって早期発見、早期治療のチャンスを広げることを知っているからこそ、多少のムリも覚悟で導入を決意し、日々活用しています。

現在の私は、父が開業した「大袋医院」、研修医を終えてすぐ、自分の医療方針を貫ける場所として開業した「駅ビル医院　せんげん台」、目標であり夢である高度医療設備を備えた「南越谷健身会クリニック」の経営や診療で多忙な日々を送っています。

そのなかで、大使との対談でも話が出た岩盤浴施設を開発したり、趣味の絵や書も続けたりしています。病院に飾られている絵や書には、訪れた人々の心を和ませたり、話題を豊富にしたりする効果があります。

私は若い頃から歌も大好きで、作詞作曲なども時間を見つけ積極的に楽しんでいます。カラオケによる健康法が有効であることも提唱し、医療に取り入れています。

実は、先進医療で健康長寿社会が実現する一方、孤独な高齢者も増えています。もっとみなさんが交流できる場を提供できればと思い、「健康ひろば」を開設しています。

私たち医師は、患者さんのクオリティ・オブ・ライフを守り支える者として活動を続けると同時に、自分自身の健全な生活を守らなければなりません。

自分の体はつい二の次、三の次になりがちですが、自分が体を壊したら誰が患者さんをサポートできるでしょうか。父母や祖父母の教えである「人のために生きる人間であれ」。それを実践するためには、自身が健やかで充実していることが大切です。

1章と2章では、謝長廷大使の健康に対する考えやご自身の健康法について語っていただきました。この章では、総合診療医として生きてきた私（周東　寛）の健康や医療に対する考え、今関心のあるトピックス、私がおすすめする健康法といった総合的な内容について記していきたいと思います。

●なぜ不調に悩む患者さんは増え続けるのか

医療の現場は日進月歩です。それでも病気はなくならず、不調に悩む患者さんは後を絶ちません。医療だけでなく、科学が進歩し社会が成熟した日本では、良好な生活環境が整っています。

一方、世界には貧富の差が激しかったり、階級的な格差があったりして、最低限の衣食住も保証されず、教育も受けられず、医療の手が届かない人々がいくらでも存在します。

ところが、日本をはじめ、社会的インフラが行き届いた生活環境に恵まれているからといって、そこで生活する人々はみな健やかで幸せに暮らしているのでしょうか。そうであれば、私たち医師の仕事も楽かもしれません。けれど、実際はそういうわけにはいきません。

ガンや脳卒中、糖尿病の患者さんは減ることなく、さらには鬱病などの心の不調に悩む人、アレルギーなど「生活習慣病」だけでなく「生活環境病」ともいえる症状に侵される人は増え続けています。医療の進歩によってほぼ存在しなくなった病気もありますが、化学物質による空気や土壌の汚染、飽食による病気などは深刻化しています。

医療に携わる者として、この時代、この状況にどう対応していくか。私たち医師はそれを探り続けなければなりません。しかし、最終的に自分の体を守るのは自分です。不調に困るのも自分。良好な状態で幸せを感じながら生きていくのも自分です。

究極的には、医師の出る幕がないことが理想ともいえます。できるだけその状態に近づくために、どのような生活を送るべきか。経験と学びから得た知識をお伝えしたいと思います。

●医療は健康を維持するためのもの

人間は一人ひとり、みな違います。医学書や学校で習う病気はある程度、対処法が決まっていますが、実際の病気や体の不調は「この病気だからこの治療、この薬」と一概に決められるものではありません。患者さんの今の状態はもちろん、生活環境まで考えて治療方針を決めながら健康指導もしなければなりません。これを「テーラーメード医療」といいます。

それには、今の不調を改善すればいいということではなく、今後ずっと健康な状態、身心ともに良い状態を保つことを可能にすることが求められます。これも予防医学の一環です。

そのためのアドバイスやサポートをすることが、総合診療医としての私の役目だと考えています。

診療に訪れた患者さんに具合を聞き、パッと見て病名を割り出し、サッと診断して薬を出す。以前はそのような医師も少なくなかったでしょう。けれど医療に関する意識は、医者側、患者さん側の両面から変わってきています。医療はコンビニエンスストアではないのです。行きたい時に行って、あるものの中から欲しいものを選んで買って満足というわけにはいきません。

医療は健康を維持するためのものです。そのベースとなるのは、健やかで充実した身心、気力みなぎる生活です。

現代日本の科学的進歩や整備された生活環境をもってすれば、自分の心がけ次第で、加齢に負けず、うまく付き合いながら健康長寿をまっとうできます。70歳、80歳、さらには90歳をこえても元気に楽しく生きることができるはずです。実際、私のところには、90歳前後になっても元気で過ごしておられる患者さん（「健康高齢者」）も増えています。他人のために貢献できる「元気高齢者」になってほしいと願っています。

もちろん若い人たちも、健康な身心と充実した気持ちで日々を明るく生きることができるはずです。

そのために私は、基本的なことをいくつかお薦めしています。

定期的に人間ドックを受けること。健康維持には早期発見、早期対策が肝心です。病気が発症してから治すよりも、病気になる前、つまり「未病の状態」で不調を解消できることがいちばんいいのです。

一年に一度、会社の健康診断を受けるという方も、なにか不安を感じたり、不調があったりというような時は、早めに医者の診断を仰いでほしいと思います。必要ならば詳細な人間ドックを受けていただきたいと思います。企業などの組織に所属せず、健康診断を受ける機会のない方はなおさらです。

人間ドックは時間がかかる。お金がかかる。そういう方がいます。けれど健康を害したとしたら、そこで費やす時間、お金、精神的・肉体的苦痛はどうでしょう。人間ドックを受けて早期に発見できれば、自覚症状がはっきりしてから治療にあたるよりも断然、楽に治療できることがほとんどです。

進歩した現在の医療はそれを可能にしていますから、人間ドックを積極的に活用することをおすすめします。

人間ドックを受けて、もし病気が発見できなければ損でしょうか？　そのときは、病気でなかったと喜べばいいでしょう。もし、不調が表われていたら、なぜそうなっているのかを解明し、生活習慣などを見直すきっかけにすればいいのです。

人間ドックの結果がどうであれ、受けないままでいて、いつか病気が発症するよりははるかにいいはずです。

●全体をトータルに整える医療が必要

前述のとおり、すばらしい水準を実現している日本の生活環境ですが、恵まれているがゆえの問題が増えている事実も否めません。

たとえば過食という問題。私の考えでは、過食は発ガンリスクや認知症リスクを高めます。

それから化学物質や環境ホルモンの問題もあります。農薬が過剰に使われた野菜や、不自然な化学飼料を食べて育った食肉、汚染した大気など。進化し続ける科学技術が、人々の幸せや安全性よりも効率重視で使用された結果のリスクに、現代人は常にさらされています。

運動不足やストレスの問題も見逃せません。最新の研究で、脂肪細胞、筋肉細胞、骨細胞から分泌される善玉ホルモン、悪玉ホルモンが健康に関与していることがわかってきました。運動することで善玉ホルモンが増えることもわかっています。

そういった問題が生む病気や不調に悩まされる人が多いということも、現代社会のひとつの顔です。最初に記したガンや脳卒中、鬱病など身心の病気に加え、豊富な食べものに囲まれていながら、栄養素はきちんと摂れていないという不自然な状態も少なくありません。

特に女性に多い骨粗鬆症などは栄養状態を改善することで快方に向かいますが、骨粗鬆症の治療によって動脈硬化が改善するといった効能を私の病院では研究しています。

1章の対談でも大使と意見が一致し、繰り返し述べましたように、病気や不調というのはなにかひとつを取り上げて語るべきものではありません。身心はすべてつながっており、トータルな改善、全体を整えることで真の良好な状態を保つことができるのです。

逆にいえば、健康リスクや現代人を取り巻く不都合な環境も、すべてがつながって私たちに作用しています。それらに負けないためにも、生活の環境やサイクルを整え、不調は早期に改善し、病気にならない、健康で元気な体を保ちたいものです。

●自分でコントロールできることはコントロールする

10年後の自分を想像してみてください。

今とあまり変わらない体型でいられるか。もっと恰好よくなれているだろうか。体力はあるだろうか。前向きな気持ちで暮らせているだろうか。

10年後の自分は時の流れに任せておけば、なんとなく作られるのではありません。今、ここにいる自分が作り出すものなのです。今、自分がしていることの結果が10年後の自分に表われるのです。ですから、今が大切なのです。

すべての人間に等しく共通するのは、生まれた瞬間から老化がはじまり、いずれ死を迎えるということです。それは、誰にも避けられないことですが、そこに至る道筋は人それぞれです。

どのような道を通って最期の瞬間に辿り着きたいか。もちろん、自分の思い通りになるわけではありませんし、さまざまな要因で願いが叶わないこともあるでしょう。

だからこそ、自分でコントロールできる部分は自分でコントロールしたいと私は考えます。

体調や生活環境を、自分の力の及ぶかぎり整えること。

明るく前向きな気持ちでいること。

人は誰も過去や自分以外の人間を変えることはできません。けれど、自分自身と未来は、自分だけで変えることができます。このふたつを変えることができるだけでも万々歳ではないでしょうか。

●「幸せホルモン」を活性化する

人間の体は、生まれたときから死ぬまでホルモンの影響を受けています。そんな重要な物質でありながら、ホルモンについてはまだまだ謎が多く残されています。さらなる科学的な解明を待たなければなりませんが、経験からわかっていることもたくさんあります。

そのひとつが、私たちは自分自身でホルモンを生み出すことができるということです。

私が「幸せホルモン」、「若返りホルモン」、「健康長寿ホルモン」、「筋肉関連ホルモン」などと名付けたホルモンは、どれもイキイキした生活、ポジティブな気持ちを促します。

若返りホルモンの具体名を挙げてみますと、成長ホルモン、セロトニン、副腎ホルモン、性ホルモンなどです。健康長寿ホルモンの代表格はアディポネクチンです。これは、小型褐色脂肪細胞から分泌される超善玉ホルモンで、糖尿病や動脈硬化などのリスクを軽減することで注目されています。

そして、ドーパミン、セロトニン、アドレナリンなどのホルモンを合わせて、私は「幸せホルモン」と呼んでいます。

この幸せホルモンが増加すると、身心が活性化し、病気はもちろん老化も抑制することができると考えています。認知症を予防するためにも重要なホルモンです。

私は患者さんに対して、幸せホルモンを増加させる生活のアドバイスに力を入れています。私の医院には、私が趣味で描いた絵画や書が飾ってあります。その目的は、自分の作品を見てもらいたいからではありません。趣味を楽しみイキイキと暮らすこと、絵や書などの視覚的刺激で感情に良い波を生み出すことが、来院する方たちの幸せホルモンの増加に役立つからです。

もちろん、絵や書を見た方が褒めてくださるなら、それは私にとって大きな喜びですし、幸せを感じさせてもらえます。それによって、私自身の幸せホルモンも増えていることでしょう。

視覚的刺激と述べましたが、幸せホルモンを活性化するには五感を刺激することがとても大切です。私が推奨しているカラオケ健康法もそのひとつです。好きな音楽を聴き、お腹から大きな声を出して歌う。気分が乗れば自然に体も動きます。歌う時には表情も豊かになります。そういったすべてが幸せホルモンを活性化させ、身心の健康に貢献します。

そのために私は何曲も歌を作詞したり作曲していますが、その中から3曲ほど歌詞を紹介します（次頁から）。

体を動かすことが好きならダンスもいいですね。謝長廷大使の編み出した「流体太極」も非常に良い健康法です。

また、この章の最後に、私が考案した健康法の一つ「ゴキブリ体操」を紹介していますので、ぜひ試してみてください。そして気に入ったら、ムリのないように続けていただきたいと思います。

【コラム】幸せホルモンを活性化する歌

『本当にありがとう』

作詞　周東　寛

一、私が落ち込んだ時
　いつも心を沈ませ
　じっと　じっと　待つよ
　そばであなたが　励ましてくれるから
　私は叫んで　伝えたい
　ありがとう　ありがとう
　本当に　ありがとう

二、私はあなたに感謝
　そうよあなたの支えで
　ずっと　ずっと　生きてきた
　そうさ私は　心強かったよ
　あなたと出逢って　幸せだった
　ありがとう　ありがとう
　本当に　ありがとう

三、どんな人生も　どんな世界にも
　誰だって苦しい時はある
　あなたがいるから　山を越え
　能力を超え　力を出せている
　あなたがいるから 私は幸せ
　ありがとう　ありがとう
　本当に　ありがとう

　私は叫んで　伝えたい
　ありがとう　ありがとう
　本当に　ありがとう

『フレーフレー東京・世界を一つに』

（二〇二〇年東京オリンピック応援歌）

一、感動と愛のステージ　世界を一つに
希望と願いを込めて　五つの輪に託す
あなたの花　わたしの花
咲き誇れ　悔いなく
愛と涙を　強さに変えて
フレーフレー東京　心一つに
世界が一つに　二〇二〇年

二、つなげよう愛の力で　世界に伝えよう
日本のもてなす文化　世界へひろがる
夜明けの風　めざめの風
この場所で　生まれる
熱い息吹を　光に乗せて

作詞　周東　寛

フレーフレー東京　心一つに
世界が一つに　二〇二〇年

三、歌おうよ愛のメロディ　平和を唱えて
地球の水と緑を　みんなで守ろう
あなたの歌　わたしの歌
奏でよう　一緒に
広い青空に　祈りを捧げ
フレーフレー東京　心一つに
世界が一つに　二〇二〇年
フレーフレー東京　元気はつらつ
みんなで歌おう　世界を一つに

元気はつらつ　いつまでも

作詞　周東　寛／倉石　孝治

一、まだまだ若い　まだ若い
それを忘れちゃ　もうお年
人生いつでも　青春だから
心と体を　磨きましょう
脳トレ筋トレ　若返る
元気　元気　元気はつらつ
いついつまでも

二、え～とえ～とあれは　なんだっけ
今の流行りの　合言葉
明るく互いに　笑ってほめて
いくつになっても　朗らかに
幸せホルモン　ビタミン愛
元気　元気　元気はつらつ
いついつまでも

三、ほらほらあれよ　忘れたわ
後でひょっこり　思い出す
ストレスバイバイ　気分を換えて
あなたも私も　爽やかに
健康体操　気持ちよく
元気　元気　元気はつらつ
いついつまでも

●ミトコンドリアを増やし、活性化することが健康の基本

私が現在研究と実践に特に力を入れている「細胞レベルの医療」についてお伝えしたいと思います。

私たちの体内では、自律神経やホルモンが細胞をコントロールしています。そこには運動と食事、自然環境など、実にさまざまな要素が関わっていますが、それらを細胞レベルで見直す必要があります。

大使との対談でも話題が出た通り、人間の体は60兆個ほどの細胞で構成されています。そして、細胞ひとつひとつの中には、細胞構造物のひとつであるミトコンドリアが数百個～数千個も含まれています。

このミトコンドリアを増やし、さらに活性化させることで、細胞の代謝を高め、私たちの体をイキイキさせることができます。逆に、ミトコンドリアに異常が発生すると、生活習慣病やアルツハイマー、老化、慢性病など深刻な事態が起こっ

てきます。

ここでミトコンドリアの特徴を簡単にまとめておきましょう。

ミトコンドリアは自前のＤＮＡをもち、糖と脂肪と酸素からエネルギーを生成しています。女性に長生きが多いのはミトコンドリアの量が多いからだという説があるほど、若さや元気の源と考えられています。

筋肉には白筋と赤筋の２種類があります。男性には瞬発力を発揮する白筋が多く、女性には体を支える赤筋が多くなっています。ミトコンドリアは赤筋に多く含まれており、そのため、女性のほうがミトコンドリアが多いのです。

さらに、ミトコンドリアが多い人は、「健康長寿ホルモン」として前述したアディポネクチンが多いこともわかっています。

細胞レベルで医療を突き詰めてゆくと、体の細胞の中でエネルギーを作っているミトコンドリアを増やすこと、ミトコンドリアを活性化することとに行き着きます。体を健康にするのは体細胞を活性化させることが基本ですし、それには細胞内でエネルギーを作っているミトコンドリアを活性化することが必要になるからです。

ミトコンドリアによるエネルギー生産能力がアップすれば、当然体力はアップしますし、若々しく太りにくい体になります。

ミトコンドリアを増やす方法として、誰でも簡単にできることがいくつかあります。ウォーキングや軽いジョギングなどの有酸素運動。背筋を伸ばすこと。寒さを感じること。空腹を感じることなどです。どれも簡単なことばかりです。要は体を甘やかしすぎないことといえるかもしれません。温熱療法や電気療法など、体に刺激を与える療法も有効です。

たとえば食べ過ぎで運動不足だと、ミトコンドリアの働きは低下します。こうした状態が続くと、食事から摂取した栄養はエネルギーに変換されにくくなります。そのため余った糖が血液に流れ込み、脂肪が細胞に蓄積されて肥満の原因になります。

反対に運動の後などエネルギーが不足気味の時は、ミトコンドリアが張り切って活性化し、増殖します。

また、寒さを感じるとミトコンドリアが増えるのは、体温を上げるためにエネルギーが必要だと体が判断し、ミトコンドリアの活性化が促されるからです。

このように、ミトコンドリアは体の危機管理を担い、自己治癒能力、自然治癒能力に深く関わっているのです。

ミトコンドリアは筋肉の細胞の中に多く含まれますから、運動をして筋肉の量を増やせば、ミトコンドリアの量は増えますし、その働きも活性化します。

ミトコンドリアを増やすには、サーキットトレーニングも効果的です。軽めの運動1分間と、強めの運動30秒間を繰り返すのです。たとえば、1分歩いて30秒走るなど、簡単なことでも有効です。

ミトコンドリアを増やす食材もわかっています。ニラやニンニク、タマネギなど抗酸化成分を多く含む食材、活性酸素を抑制するリコピンを多く含むトマト、ミトコンドリア増殖に不可欠とされるタウリンが豊富なスルメなどが代表格です。

●ミトコンドリアの活性には水素が欠かせない

ミトコンドリアを活性化し、エネルギー生産を高めるためにポイントとなるのが酸素と水素です。謝大使も健康のために水素を活用しておられますが、活性を失ったミトコンドリアに水素水を投与すると、ミトコンドリアが正常化するという報告があります。

これは、ごく簡単に説明しますと、活性酸素によって酸化し、いわゆるサビてしまったミトコンドリアを、水素が活性酸素を除去することで、もとの健康なミトコンドリアの状態に戻すことができるのです。

そもそもミトコンドリアの活動のもとは水素ともいえます。細胞を自動車にたとえると、ミトコンドリアはエンジンです。エンジンを点火するときには水素が必要なのです。エンジンが点火すれば、その後は酸素を使って完全燃焼するように、ミトコンドリアでエネルギーを生産します。

ですから、水素が不足すると、いくら酸素や栄養素をミトコンドリアに提供しても、エネルギーを生産してくれません。それくらい、ミトコンドリアの働きには水素が欠かせないのです。

水、すなわち水素の具体的な取り入れ方のひとつは、1章で大使が詳しくお話しくださいましたように、水素発生器を利用し、パイプで鼻から水素を吸い込むという方法です。

慶応大学病院では、こんな症例が報告されています。いったん息が止まった人が救急病棟に運び込まれた時、水素ガスを吸入させることで蘇生したというのです。

肺が止まった状態で酸素を急激に吸入すると、活性酸素が発生します。あるいは、心臓の血管が詰まった状態で、血液を循環させ酸素を再循環させると、活性酸素が発生して心臓に悪いのです。ですから、酸素を吸入させると、活性酸素による障害を治療する必要も出てきます。

そこで慶応大学病院では、止まった肺や心臓を再循環させるときには水素を吸入させているといいます。水素であれば、再循環による障害を抑えられるからです。論文でも報告されていますが、水素の気体を直接吸入させています。これは、大使が毎日使っている水素吸入と同じ仕組みですね。

●酸素やオゾンを摂り入れる際には水素を一緒に摂る

ミトコンドリアを活性化させるには、もちろん酸素も必要です。そこで、酸素不足を解消する方法の一つとして、台湾ではオゾンを活用した健康法も盛んです。たとえば高濃度のオゾン水を皮膚に塗ると、血管の中にすぐ酸素が入っていく感じがするという人もいます。

確かにオゾンには利点が多いのですが、実は活性酸素を発生させるというデメリットも理解しておかなければなりません。もちろん、摂取するオゾンが少量であったり、発生する活性酸素をうまく除去する対策が取られていれば問題ないのですが、そうでないと活性酸素による障害の可能性が高くなります。

ドイツでの実験報告では、酸素水で肝機能が改善したというケースが紹介されています。タバコで肺線維症になると、肺の酸素交換がスムーズにいかなくなります。そういった患者さんに酸素の水を飲ませたところ、肝臓に酸素が吸収され、肝臓機能が改善したというのです。

私自身の体験では、それまでにいろいろな治療や注射をしても肝臓がよくならない人に酸素カプセルに入ってもらうと、確かに肝機能が改善したのです。

体内で必須アミノ酸のリジンとメチオニンから生合成されるL－カルニチンという物質は脂肪酸の代謝を促進しますが、とくに肝臓の細胞で脂肪酸を代謝するとき、ミトコンドリアは大量の酸素を必要とします。ですから肝機能の改善には、酸素を十分に摂ることが必要なのです。

また最近の研究では、お医者さんが自分の血液を採って、それに酸素を混入したうえで血管に戻すと、体がイキイキするといいます。

このように、酸素をうまく活用すれば健康に役立つということはすでに証明されています。オゾンを活用した健康法も、ドイツをはじめ多くの国で人気となっています。

ただ、酸素やオゾンで心配なのは活性酸素の発生です。実は活性酸素には善玉と悪玉がありますが、汗をかくことで悪玉活性酸素を捨てることができます。そのため、汗をかくことは健康につながります。

悪玉活性酸素は尿から捨てることもできますが、問題なのは、超悪玉の活性酸素が尿糖にしっかりと付着して再吸収されてしまうことです。

血液中の糖は腎臓でろ過されて尿糖になりますが、細尿管で再吸収されます。このとき、超悪玉の活性酸素が糖に付着した状態で再吸収されると、酸化糖になって全身をめぐります。

その結果、血管障害が起きたり、体細胞をガン化したりすることもあります。糖尿病の人がガンになりやすい原因も、ここにあると考えられます。私は、この仮説を立てて、糖尿病研究会でも報告しています。

酸素やオゾンを摂り入れる健康法がありますが、悪玉活性酸素への対策を同時に行なうことが必要です。その一つとして、水素を一緒に摂ることはたいへん有効です。

●愛のある医療を続けていきたい

水素以外に、今私が特に注目し、お薦めしたいと思っている具体的な健康法として、1章の対談の中でゴキブリ体操を紹介しました。ゴキブリ体操と似ていますが、水中ではなく普通に立った状態でバレリーナのように腕を動かす「バレリーナ体操」も手軽にできるのでおすすめです。普段は使わない筋肉をほぐし、体をリラックスさせると同時に活性化させます。

最近、肩の筋肉と背筋の筋肉の細胞から、健康長寿ホルモンであるアディポネクチンが分泌されることがわかってきています。筋肉を意識して動かしたり作ったりしている人が若々しく健康でいられる理由の一つも、このアディポネクチンの働きによるものだと思われます。

ゴキブリ体操やバレリーナ体操で筋肉を刺激しても、アディポネクチンの分泌促進が期待できます。

先ほど述べましたが、最近、ビタミンのひとつであるLカルニチンの重要性が解明され注目を浴びています。Lカルニチンの25％は腎臓と肝臓で作られています。

その働きで特に研究が進められているのが脂肪酸の代謝をよくすることです。心臓、腎臓、肝臓、脳、筋肉などが不調になる原因の一つが脂肪の詰まりですが、Lカルニチンがそれを解消する一助となると考えられています。

さらに、ここでまたミトコンドリアが登場します。脂肪酸を循環させてエネルギーにするのがミトコンドリアだからです。ミトコンドリアは三大栄養素である糖と脂肪とタンパクをエネルギーにします。特に心臓のエネルギーの60％は脂肪酸から作られますが、心臓の細胞の中に脂肪が溜まってしまうと、胸苦しい、心臓肥大といった症状が出ます。

その場合、今の医学は、詰まってしまった心臓の冠動脈を広げる治療を行ないます。しかし、それだけでは胸苦しさは取れません。実は胸苦しいと感じる人の心臓の血管を調べると、意外に正常なことが多いのです。

心電図で調べると、ブロックされていて不整脈があるので、薬を飲めばいいということになります。しかし、本当は細胞における脂肪酸の代謝が悪くなっていて、それがより大きな原因となっていたりします。ですから、心臓のためには脂肪酸をうまく細胞に使わせて代謝させることが必要です。そのためにLカルチンが有効なのです。

Lカルニチンはオメガ3を多く含む魚の脂を摂取することで体内に摂り入れることもできます。

余談かもしれませんが、良質の脂質を摂ることは健康法のひとつとして大切です。オリーブオイルをはじめとする植物性の脂にはαリノレン酸、γリノレン酸が多く含まれます。しかし、リノレン酸ばかりだと血小板の凝集がうまくいかなくなってしまいます。いろいろな脂を混ぜて、毎日バランス良く摂ることが大切なのです。

具体的にはオリーブ油、シソ油、紅バラ、月見草油、ゴマ油、ココナッツ油、エゴマ油、亜麻仁油など。毎日1種だけの油を摂るのはよくないので、5種類くらい一緒に摂るようにします。

実は、このことは脂質に限らずすべてのことに共通します。どんなに体にいいといわれるものでも、そればかり摂っているのでは効果を発揮できません。ときには逆に害になってしまうことさえあります。

悪いものは極力排除し、良いものをバランス良く摂ること、そして楽しく食べることがもっとも大切です。

同時に、先述したように、明るく笑ってポジティブに過ごす、好きなこと、興味のあることにどんどんチャレンジするようにします。そうして幸せホルモンを活性化させるようにします。これは、誰にでもできる方法です。

健やかな身心を10年後も20年後もキープしていくためのサポートをできるかぎり続けていく。それが私の考える「愛ある医療」です。

ゴキブリ体操

寝たまま腕と脚を上げてゴキブリのようにバタバタと動かす。手足の血流がよくなるとともに、腹筋が鍛えられる。腰椎の歪みの矯正にもなる。全体は5つのステップで構成されている。

ステップ１

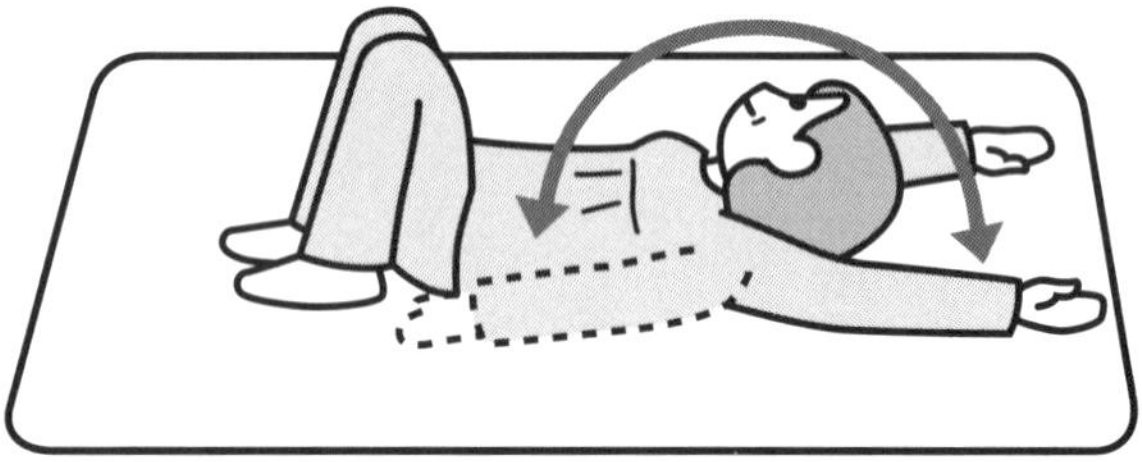

1 寝転んだままの状態で、脚はひざを立て、脇に置いた両腕を、伸ばしたまま頭上にもっていく。その腕を元に位置に戻す。この動きを何回か繰り返す。

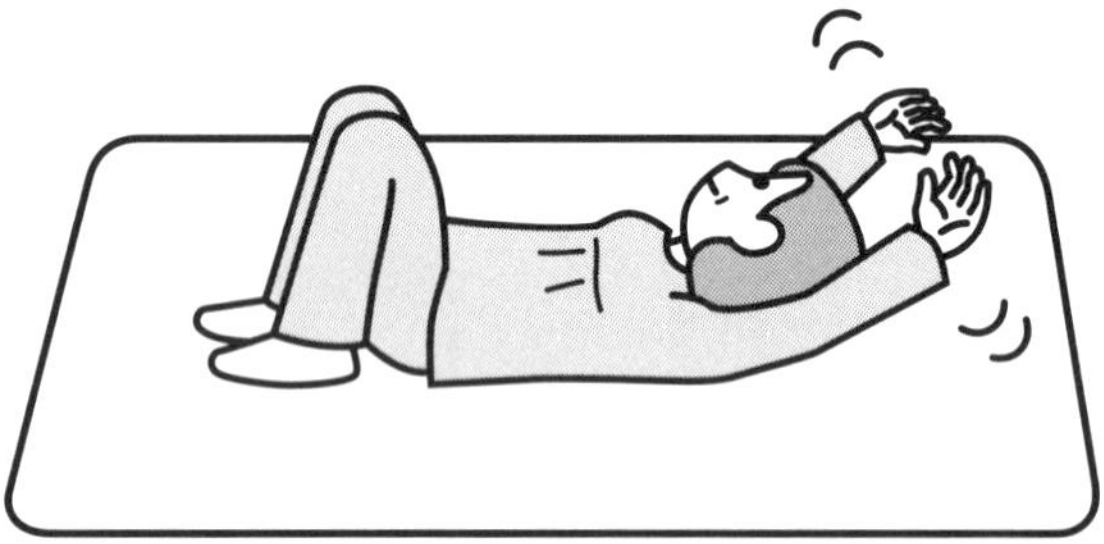

2 ひざを立てたまま、次はバンザイの姿勢になって腕を軽く持ち上げ、阿波踊りをするように振る。

ステップ2

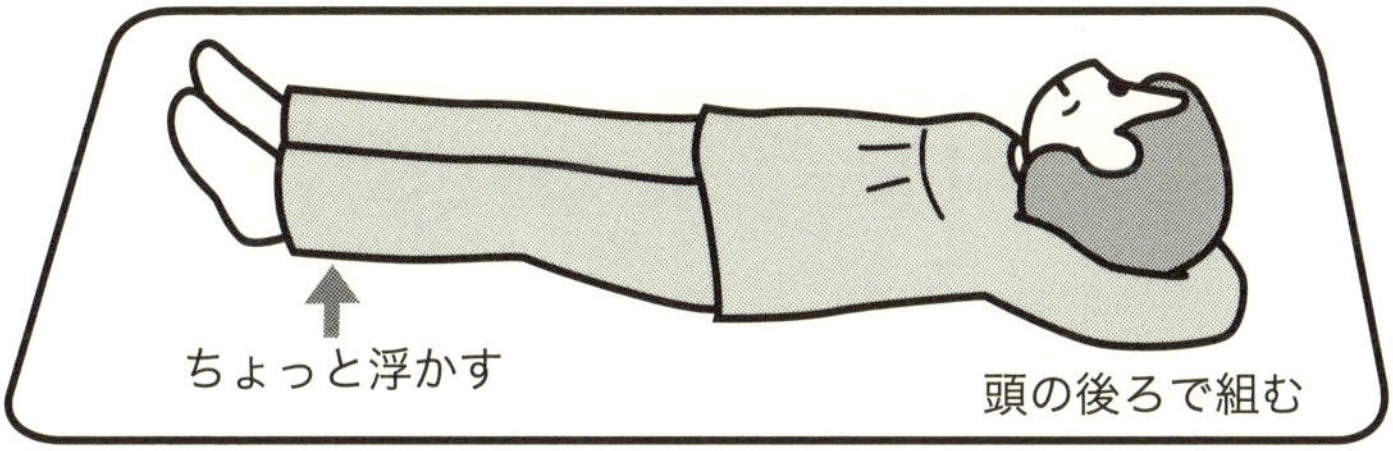

1 両手を頭の下で組み、両脚を軽く浮かした状態にする。

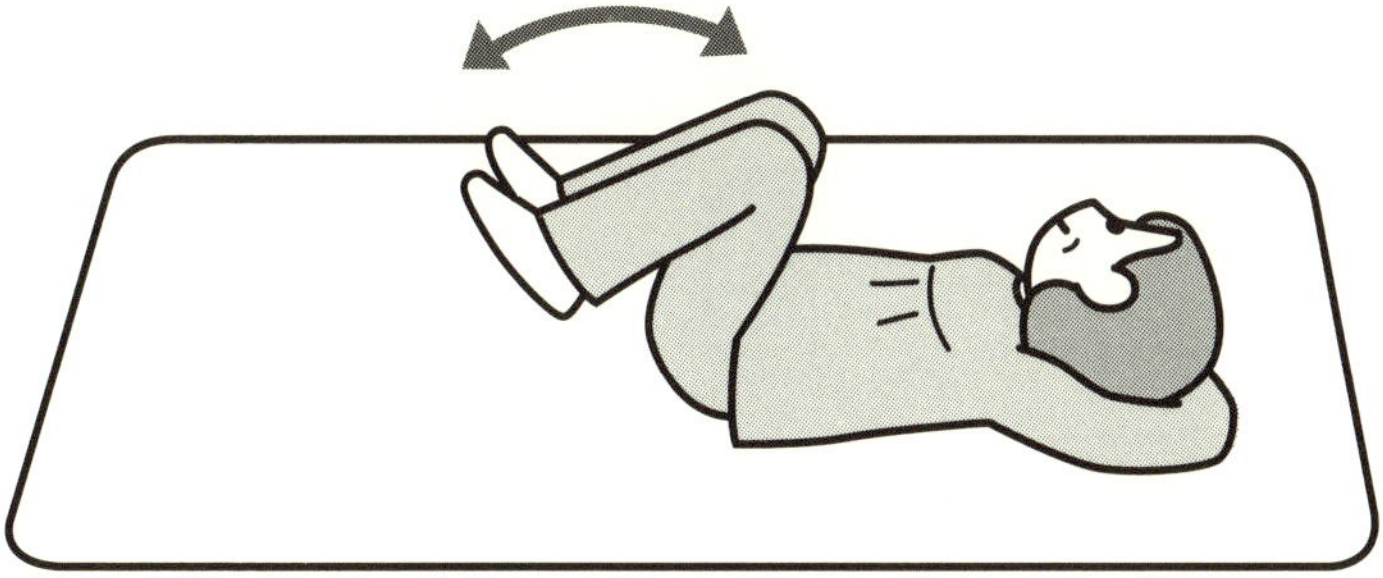

2 両ひざを曲げてできるだけ手前に引き寄せたあと、元のように下に伸ばす。脚は浮かせたままで再び手前に引き寄せ、また伸ばす。これを５回ほど繰り返す。

ステップ３

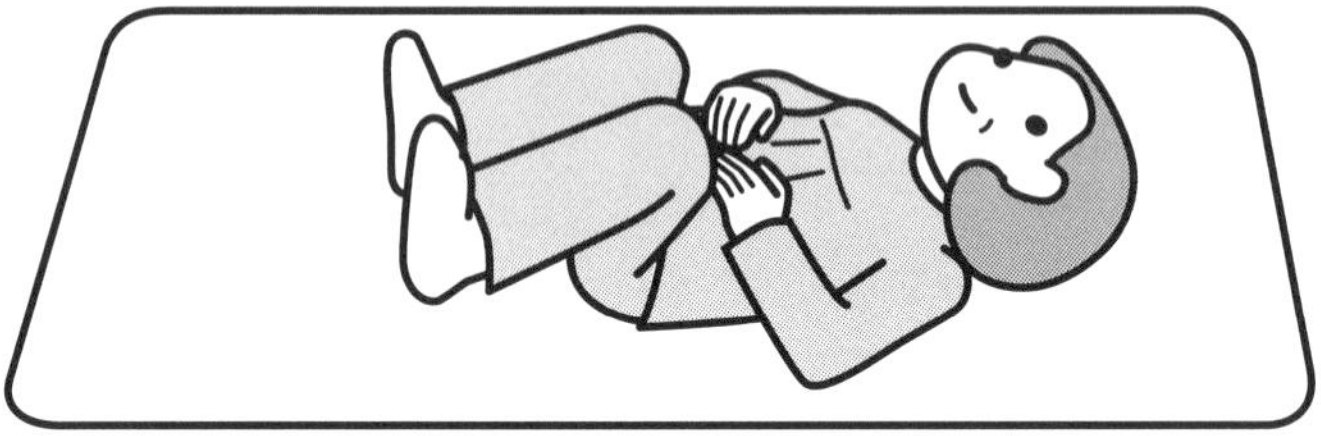

1 両手の指先を付き合わせるようにしてお腹の上に置く。ひざを曲げて両脚を手間に引き寄せる。

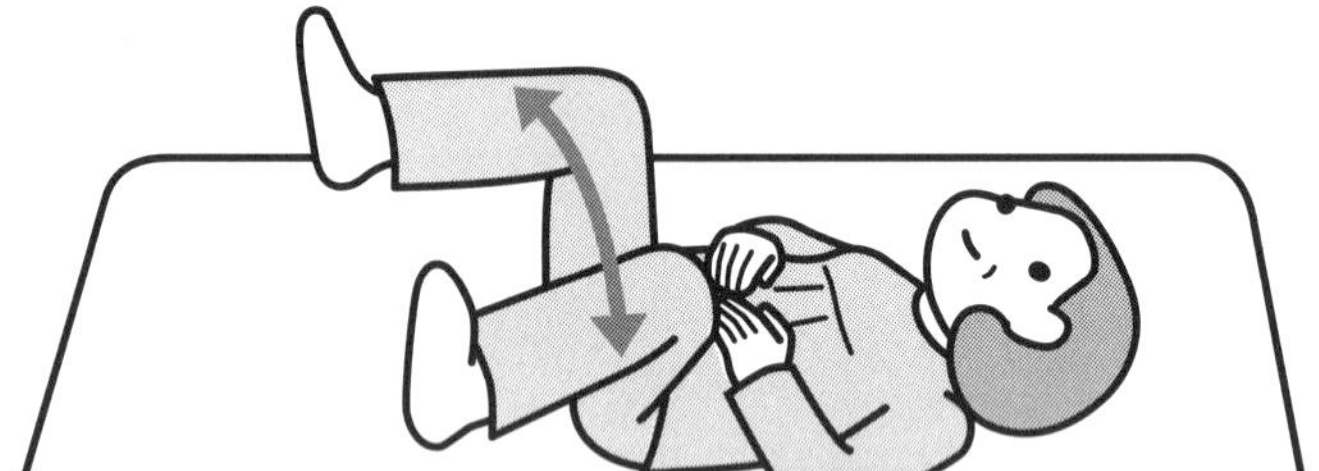

2 １の姿勢のまま、両脚を広げる、閉じるを５回ほど繰り返す。

ステップ４

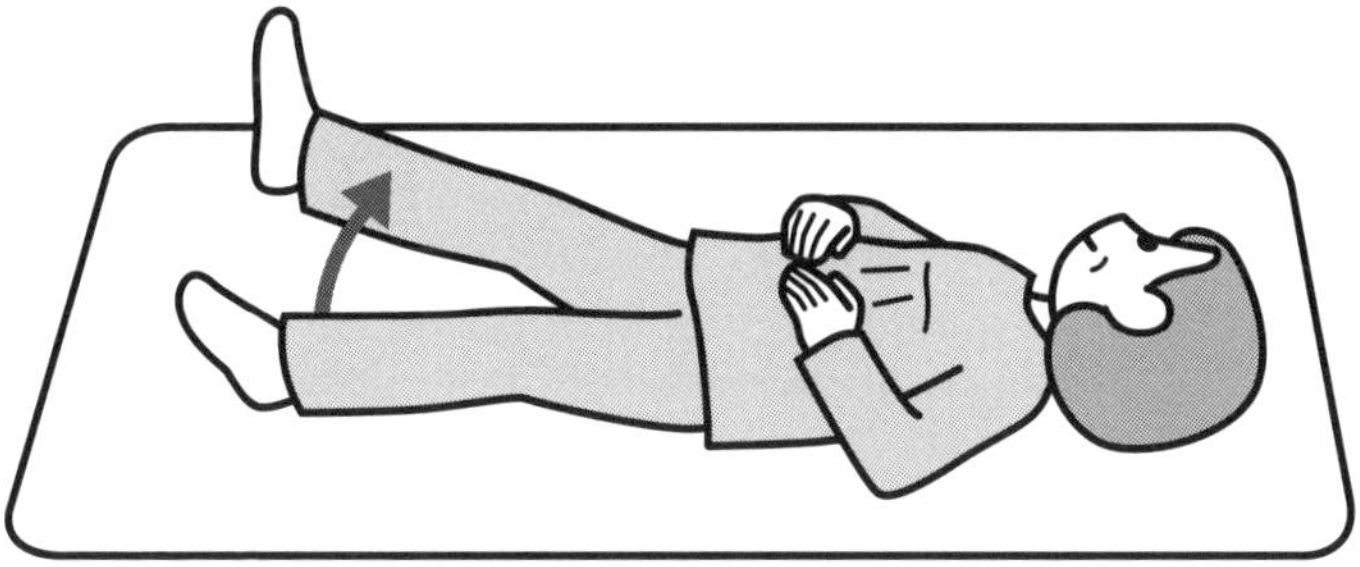

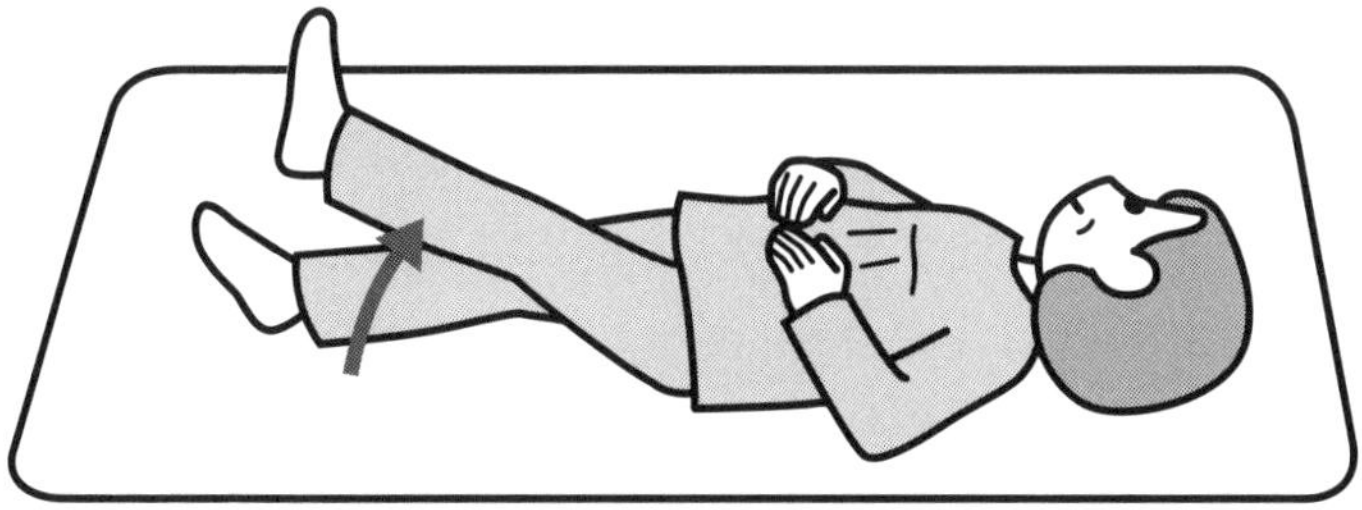

ステップ３と同じく、両手はお腹の上に置く。その状態で、両脚を伸ばしたまま、両脚を交互に上げては下げる。この運動を全部で５回ほど繰り返す。

ステップ５

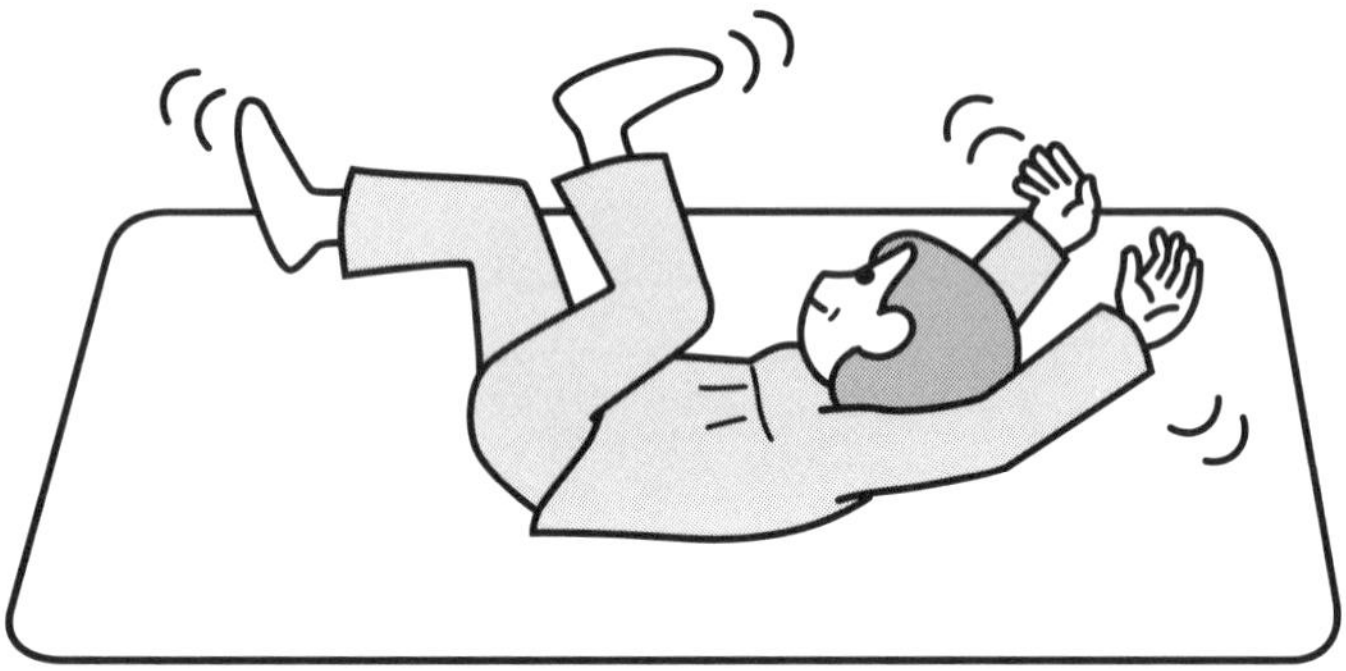

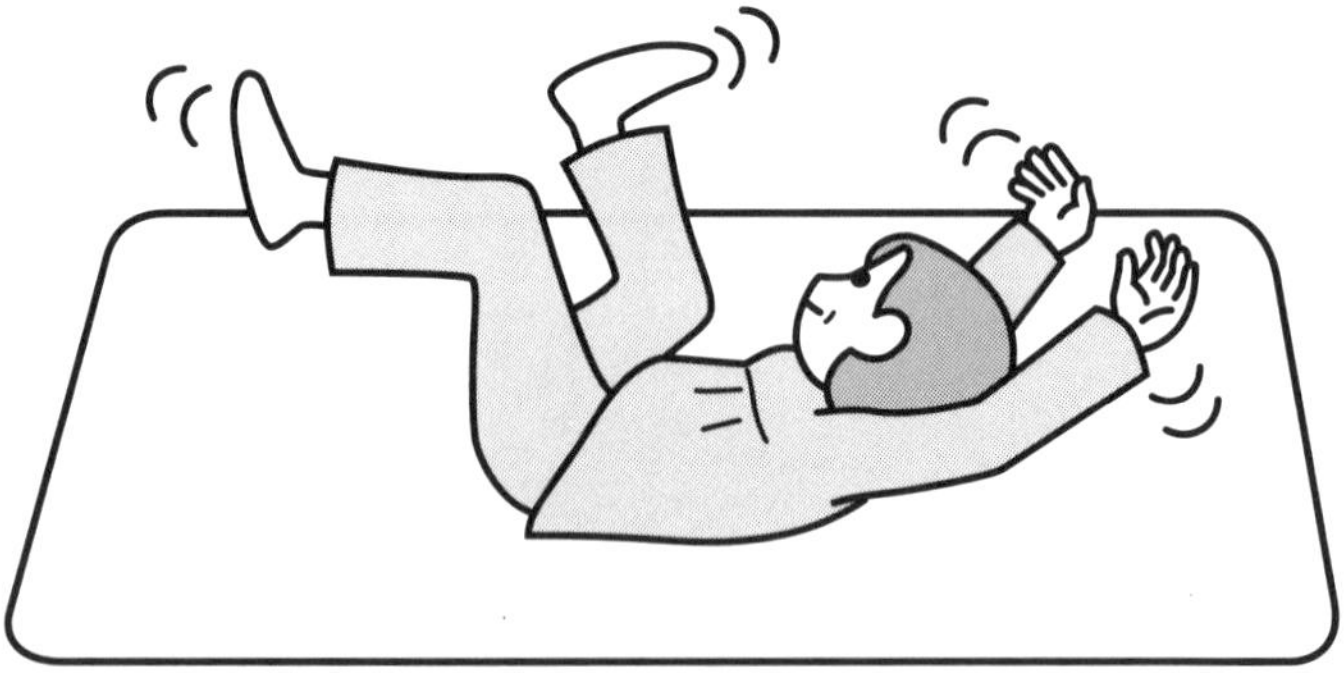

頭を軽く持ち上げたままにして、両脚、両腕を同時に動かす。脚は自転車をこぐように動かし、腕は阿波踊りをするように動かす。

おわりに

「早期発見・早期対応ためのクリニック」

私は中学生の頃から、よく健康に関する話をしていました。塩分は薄いほうがいい、油は少ないほうがいい、動物性の脂肪はよくない、残飯整理はよくない、床に落としたもの、カビがついていそうなものは口にしない……。そんなことをいつも喋っていました。

私としては、心を込めてその人のためを思って話をしていたのです。しかし、母親はそんな私をからかい、

「君は衛生課長だ！」

と、あだ名までつけられ、がっかりした覚えがあります。

医学生になると、予防医学を目指すために昭和大学の臨床医学研究会に入部し、さらに人体のツボ研究所である東洋経絡塾にも通いました。

食事医学研究会をつくって医学生たちとともに食事と健康についての研究もしました。

医師になって大学に勤務し、その後に開業すると、多くの患者さんに接するようになりました。「健康な生活を送っているはずなのに、なぜ病気になったのか」ということに疑問を抱えながら、医師としてどう対処すればよいか研究を重ねました。

そのなかでわかってきたことは予防医学の大切さでした。「早期発見・早期対応」にまさる治療はなく、「早期発見・早期対応」こそ予防医学の一環であると言い切るまでに至ったのです。

「早期発見・早期対応」、そして「膵臓がん」撲滅のために、１９９８年に計画を立て、２００３年に16億円をかけて完成したのが「南越谷健身会クリニック」でした。

私にとっての医療は、すでに「芸術医療」ともいうべき段階に至っていたので、採算性など考えず必要と思われる最先端の設備や機器を導入しました。まさしく最高峰の医療を目指したのです。

健康で幸せな人生のために

「私は、こんなに長生きするとは想像もしていなかった」

「先生の医療を素直に受けたことが良かったと今は思う」

「近所の若い人たちに若く見られ、『おいくつですか』と聞かれ、『90何歳』というと驚かれます」

「とにかく先生のいうことに従ってきたことが大きな理由だと思う」

「何かあるときは先生に相談できることも大きいと思う」

これは、90歳を超えて元気に過ごしておられる「健康高齢者」の方たちの声です。

ところが、自分は元気で長生きしているのに、友人たちや近所の同世代の人たちが次々と亡くなっていってしまって、話し相手がいなくて寂しいといいます。

「子どもたちや孫たちはみんな、自分のことで忙しくしていて、声をかけてくれることも少ない」
私が長年、定期的に「健康まつり」を開催してきたのは、体の健康はもちろん、高齢者が仲間と楽しく過ごせる環境づくりをすることも、医療の役目として必要だと感じているからです。

２０１８年３月

医学博士・南越谷健身会クリニック院長　周東　寛

参考文献

『老子と太極拳』（清水豊／ビイングネットプレス）
『究極の身体』（高岡英夫／講談社）
『脳と心の量子論－場の量子論が解きあかす心の姿』（治部眞里・保江邦夫／講談社）

謝 長廷（しゃ ちょうてい）

1971年 国立台湾大学法律学科卒業。大学在学中に弁護士試験をトップの成績で合格。司法官試験も合格。1974年 日本・京都大学法学修士。1976年 日本・京都大学法学博士課程修了。1981~1988年 台北市議会議員。1989~1995年 立法委員（国会議員）。1998~2005年 高雄市長。2000~2002年 民主進歩党主席。2005~2006年 行政院長（首相）。2007年 第12代総統選挙民主進歩党候補者。2016年6月9日から台北駐日経済文化代表処代表。

周東 寛（しゅうとう ひろし）

1978年昭和大学医学部卒。1986年駅ビル医院「せんげん台」を開院し、1990年に医療法人健身会を設立して理事長に就任。2003年南越谷健身会クリニックを開院し、院長に就任。昭和大学医学部兼任講師。獨協医科大学非常勤講師。医学博士。西洋医学に東洋医学を取り入れ、食事指導、運動指導や最新の検査機器を導入して予防医学にも尽力。身心医学療法にも取り組み、トータルヘルスを実践。主な著書に『病気にならない食事法』（講談社）『60歳からはじめる寝たきりにならない超簡単筋力づくり』『楽しく歌うだけで脳がたちまち若返る』（ともにコスモ21）『Dr.周東の生活環境病』（健身会／丸善出版）『発症予防医学のすすめ』（本の泉社）他多数。

http://shutohiroshi.com/

健康の真髄

2018年4月12日　第1刷発行

著　者———謝 長廷・周東 寛

発行人———山崎　優

発行所———コスモ21
〒171-0021　東京都豊島区西池袋2-39-6-8F
☎03（3988）3911
FAX03（3988）7062
URL http://www.cos21.com/

印刷・製本——中央精版印刷株式会社

定価はカバーに表示してあります。

ISBN978-4-87795-366-9 C0030